T0245954

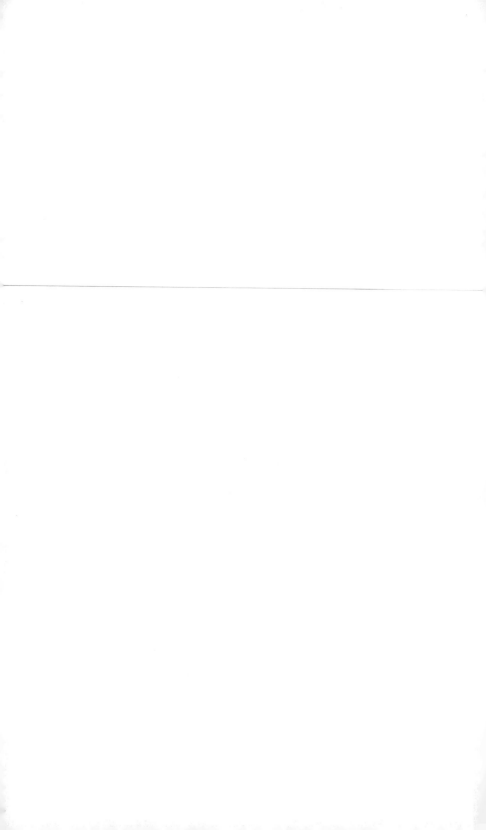

La vida es más dulce
sin azúcar

La vida es más dulce sin azúcar

Antonio Rodríguez

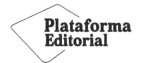

Primera edición en esta colección: mayo de 2022
Segunda edición: junio de 2022

© Antonio Rodríguez Estrada, 2022
© de la presente edición: Plataforma Editorial, 2022

Plataforma Editorial
c/ Muntaner, 269, entlo. 1.ª – 08021 Barcelona
Tel.: (+34) 93 494 79 99
www.plataformaeditorial.com
info@plataformaeditorial.com

Depósito legal: B 9406-2022
ISBN: 978-84-18927-84-3
IBIC: VS

Printed in Spain – Impreso en España

Diseño de cubierta:
Alba Ibarz

Realización de cubierta y fotocomposición:
Grafime Digital S.L.

El papel que se ha utilizado para imprimir este libro proviene
de explotaciones forestales controladas, donde se respetan
los valores ecológicos, sociales y el desarrollo sostenible del bosque.

Impresión:
Prodigitalk (BookPrint Digital)

Para Ana y Carmen.
Por el amor y la alegría que iluminan mi vida.

Índice |

Introducción

«Nos ponemos en contacto con usted en nombre y representación de nuestro cliente, como consecuencia de la información en la que compara determinados productos alimenticios con la cantidad de azúcar de su composición, señalando el excesivo contenido de este componente».

Así comenzaba el burofax que recibí en enero de 2017 desde el despacho de los abogados que representaban a una marca de zumos. Me invitaban a eliminar una fotografía en la que se mostraba el contenido de azúcar oculto en uno de sus productos. Tenía de plazo tres días. Amenazaban con acciones judiciales. Incluso si borraba la foto, tendría que pagar por mostrar lo que el fabricante detallaba en la etiqueta.

La amenaza era rotunda y yo tenía pocas opciones ante la potencia legal de una enorme industria. Así que hice lo único que podía hacer. Puede que recuerdes el final de la historia, ya que la prensa recogió la batalla al estilo David y Goliat. Más tarde te cuento cómo Barbra Streisand me ayudó a librarme de esta y otras denuncias similares.

¿Y qué había hecho yo para meterme en estos líos? Revelar el contenido del azúcar oculto de los productos ultraprocesados. En el primer capítulo te contaré cómo pasé a convertirme en una de las personas más incómodas para la industria. Y lo conseguí utilizando unas simples fotos. Esas imágenes sirvieron para abrir los ojos a muchas personas que desconocían la cantidad de azúcar que consumen y el impacto que tiene para su cuerpo. El propósito de este libro es complementar ese trabajo y seguir ayudando a mejorar la salud. Perder peso, recuperar la energía, reducir la hipertensión y el colesterol, y mejorar la glucosa en sangre son solo parte de los beneficios que puedes llegar a obtener al controlar el consumo de azúcar.

A lo largo de estas páginas te contaré cómo estamos expuestos, muchas veces sin darnos cuenta, a un gran consumo de azúcar oculto, incluso entre alimentos que consideramos saludables. Repasaremos cómo esto afecta a nuestra salud y qué podemos hacer para evitar caer en las trampas de la industria de la alimentación. En cada visita al supermercado estamos ante una jungla de ultraprocesados cargados de azúcar. Repasaremos cuáles son las principales artimañas usadas para conseguir vendernos sus productos.

Los más pequeños están expuestos de forma especial a estos ultraprocesados y sufren de manera más notable los problemas asociados al abuso del azúcar. Merece la pena dedicar un capítulo a revisar cuáles de esos productos son los más problemáticos y qué podemos hacer para mejorar la alimentación de nuestros hijos.

Durante la búsqueda de alternativas debemos evitar caer en los «otros azúcares». Aparentan ser más saludables, pero siguen teniendo los mismos problemas. En este punto puede que te preguntes: «¿Con qué podemos sustituir el azúcar?». Te lo explico en el capítulo «Alternativas al azúcar».

Estoy seguro de que este libro será de gran ayuda. Llevo años recibiendo mensajes de agradecimiento. Controlar el consumo de azúcar ha mejorado la vida de muchas personas.

Para que puedas unirte a ellas, en el último capítulo te propongo un plan de tres semanas que te guiará en el camino.

Descubrirás que «la vida es más dulce sin azúcar».

1.
El azúcar oculto

La base de una buena salud está en tener una buena alimentación, mantener una actividad física adecuada y descansar lo necesario. A principios de 2015 tan solo cumplía con una de las tres partes. Comía mal y descansaba poco, pero estaba enganchado al gimnasio. Y allí es donde empezó el cambio. Todos los meses nos proponían un reto relacionado con el deporte. Creo recordar que ese enero había que hacer tres mil flexiones (parecen muchas, pero si las divides entre todos los días del mes… Bueno, sí, admitamos que son demasiadas). Y llegó febrero. Con los brazos doloridos por el reto anterior, me acerqué a la pizarra para conocer el desafío del mes. Para mi sorpresa no se trataba de hacer miles de sentadillas ni nada similar. Esta vez había que eliminar el azúcar de la alimentación durante todo el mes. Fácil, ¿no?

Por entonces yo pensaba que el azúcar tan solo era lo que hay en el azucarero. Creía que había que cambiar el azúcar por sacarina y ya está. «Estás un poco perdido», me corrigió un compañero. Y me explicó qué era el azúcar, dónde podía encontrarlo y cómo evitarlo.

¿Qué es el azúcar?

Todos reconocemos el azúcar en su formato habitual: en polvo. Lo usamos para echarlo al café o hacer una tarta. Y también sabemos para qué utilizarlo: endulzar alimentos y bebidas. Si preguntamos a un niño de dónde viene, seguramente nos contestará que del súper. Razón no le falta. Lo que puede que no sepa es que el azúcar que consumimos es un extracto vegetal natural.

La verdadera fábrica del azúcar está en el interior de las plantas. Mediante la fotosíntesis, utilizan los rayos del sol y el CO_2 del aire para generar un compuesto químico llamado «glucosa». Sin esta sustancia, la vida, tal como la conocemos, no existiría. Melvin Calvin, un químico estadounidense, recibió un Premio Nobel en 1961 por el descubrimiento de esta importante reacción. A este proceso lo llamaron el ciclo de Calvin (no se rompieron mucho la cabeza).

¿Y para qué necesitan las plantas la glucosa? Para alimentarse. La glucosa que no utilizan se almacena en los tallos, las raíces, etc. Así la pueden usar en los meses más fríos o en los más secos. Dentro de la planta, las moléculas de glucosa (así se llama la agrupación química más pequeña) se agrupan entre sí formando moléculas más complejas. Tanto a la glucosa como a estas agrupaciones las llamamos «azúcares».

Pero las plantas no son las únicas que utilizan este alimento. Los animales, que no hacen la fotosíntesis, aprovechan los azúcares almacenados en las plantas para alimentarse. Si lo piensas bien, es una forma indirecta de nutrirse de los rayos del sol. Las plantas capturan la energía del sol, la almacenan dentro de los azúcares y los animales se alimentan de ellos. Los humanos, como animales que somos, también lo hacemos.

Esto lleva ocurriendo así desde hace millones de años sin grandes variaciones. Hasta que descubrimos que podríamos extraer los azúcares de las plantas para consumirlos de forma independiente. El intenso sabor dulce de este extracto era muy apreciado. Alrededor del siglo v, en la India, ya se conocía la manera de producir azúcar cristalizado en polvo. Con el paso de los siglos, se fue perfeccionando la extracción de azúcar de la caña de azúcar y de la remolacha azucarera, dos plantas con grandes concentraciones de azúcares. Aun así, el azúcar fue un lujo en Europa hasta el siglo xviii. Poco a poco se fue popularizando y en el siglo xix el azúcar, tal como lo conocemos ahora, estaba en casi todas las casas.

Tipos de azúcares

No quiero ponerme muy técnico. Seguro que me lo agradeces. Me tomaré la licencia de explicar la siguiente parte como si se lo contase a un niño. Son conceptos químicos sencillos, muy básicos, pero prefiero que se entiendan bien. Si eres bioquímico, espero que sepas perdonar mis simplificaciones.

Lo que conocemos como azúcares son diferentes sustancias. Si tuviésemos un microscopio potente, veríamos que los azúcares parecen cadenas. Estas cadenas están formadas por eslabones, llamados «moléculas». Las cadenas con un único eslabón, es decir, los azúcares de una sola molécula, se conocen como «monosacáridos». Los azúcares que tienen dos moléculas se denominan «disacáridos». De momento vamos a quedarnos aquí. Ya veremos cómo llamamos a las cadenas más largas.

Los monosacáridos reciben el nombre de azúcares simples. Hay varios tipos en función de la forma de esa molécula: glucosa (también llamada «dextrosa»), fructosa y galactosa son los monosacáridos más importantes. Algunas personas creen que la fructosa es el único azúcar de la fruta, pero no es así. En un plátano podemos encontrar tanta glucosa como fructosa.

Cuando se juntan dos monosacáridos, se obtiene un disacárido. Los más habituales son la sacarosa y la lactosa. La sacarosa es la unión de una molécula de fructosa y una de glucosa. El azúcar común que nosotros conocemos, ese que usamos en casa, es 100 % sacarosa. Como es algo que no todas las personas saben, algunos fabricantes utilizan el término «sacarosa» para ocultar el azúcar en la lista de ingredientes. Más adelante te daré una lista de sinónimos de azúcar, pero de momento quédate con la siguiente norma: si termina en -osa, es muy probable que sea azúcar oculto.

La lactosa (otro disacárido) se compone de una molécula de glucosa y una de galactosa. Este azúcar te sonará más. Es el que se encuentra en la leche. «Como no quiero tomar azúcar, compro leche sin lactosa». Esta forma de pensar, que seguro que está en la cabeza de más de uno, es equivocada. Nuestro cuerpo necesita dividir la lactosa en sus dos moléculas para poder digerirla. Genera una enzima llamada lactasa para partir la unión. Imagina que la lactasa son las tijeras que necesita para partir la lactosa en dos partes. Los trocitos resultantes pueden digerirse sin problemas. Muchas personas no generan lactasa, no tienen tijeras, por lo que no pueden dividir la lactosa. Nuestro cuerpo no puede digerir la molécula entera. ¿Y qué pasa si no la partimos? El pobre intestino se convierte en un tubo de escape cargado de gases. Ruidos, petardeos, olores… Una fiesta, vamos. En el mercado puedes encontrar leche sin lactosa. Esto no significa que se la hayan quitado. El fabricante añade lactasa a la leche. Esto corta la molécula por la mitad. La lactosa se divide en sus dos azúcares simples. Y así se puede digerir sin problema. Ahora ya sabes: no te estarás tomando la lactosa, pero consumirás glucosa y galactosa. Puede que lo notes en el sabor, será un poco más dulce.

Cuando la cadena de glucosas se hace más larga, ya no estamos hablando de azúcares, sino de otras moléculas denominadas «almidones» o «fibras», según la longitud de la cadena. A todas estas cadenas de glucosa las llamaremos «hidratos de carbono». Si son cortas, como la lactosa o la sacarosa, serán azúcares o hidratos de carbono simples. Si son largas, como el almidón o la fibra, serán hidratos de carbono complejos, que no son considerados azúcares.

Ahora ya sabemos que los azúcares pueden tener varias formas y nombres (glucosa, fructosa, sacarosa, lactosa, etc.).

Para simplificar, cuando hablemos de «azúcar» o «azúcares», estaremos haciendo referencia a cualquiera de ellos.

Libre o intrínseco

Sigamos mirando por nuestro magnífico microscopio. Exploremos cualquier alimento. Podemos ver las estructuras que lo componen. Las fibras de los alimentos se enredan junto a otros nutrientes, lo que a la vista aparenta ser un bosque de matorrales. Sigamos ampliando. Entre las espesas matas podemos diferenciar pequeñas bolitas. Si la fibra son los matorrales, el azúcar se parece a pequeñas bayas. Ahí está, formando parte de la estructura, algo enredada, de fibra y otros nutrientes del alimento. A estos azúcares, entrelazados con los alimentos, se les denomina «azúcares intrínsecos».

Imagina que estás en mitad de ese bosque de matorrales. Empiezas a recolectar las bayas. Al terminar el paseo, te llevarás una cesta cargada. Podemos considerar que este conjunto de bayas representa los azúcares libres. Son los que están separados de la estructura original de los alimentos.

Así que tenemos dos tipos de azúcar. El que tiene una manzana es azúcar intrínseco. El que tenemos en el azucarero es azúcar libre.

¿Y qué pasa cuando añadimos azúcar libre a otro alimento? Echamos un par de cucharadas de azúcar a un yogur y removemos. Las moléculas de azúcar están flotando en el interior del yogur. Es como si lanzásemos las bayas a los matorrales. Podrían mezclarse con las ramas, pero no volverían a estar unidas. Por lo tanto, podemos decir que el yogur azucarado contiene azúcar libre.

Echa un vistazo a los ingredientes de cualquier producto de alimentación que tengas en casa. Si en los ingredientes está el azúcar, el producto contiene azúcares libres. ¡Ojo! Nos pueden camuflar el azúcar con otros nombres. Luego lo vemos. Si mi memoria no me traiciona, que de esto ya hace años, recuerdo que de pequeño me daban en el desayuno un vaso de zumo. Dos naranjas, un chorrito de limón y un par de cucharadas de azúcar, no vaya a ser que estuviese muy ácido. «¡Bébelo rápido, que se van las vitaminas!», decía mi madre. Las vitaminas no sé, pero el azúcar seguía ahí cuando me tomaba el dulzón zumo. Parece que con el tiempo y mis consejos, mi madre ya no echa azúcar al zumo. Aun así, ese zumo tiene azúcar libre. Parece un poco confuso: una naranja contiene azúcares intrínsecos. Cuando la exprimimos, se convierten en azúcares libres. ¿Cómo es posible? Esta conversión es tan poco intuitiva que en alguna ocasión me han pedido que lo explique para que un niño lo pueda comprender. Aquí os dejo el microrrelato del monstruo y la jaula.

—¿Qué es el azúcar libre? Explícamelo como si tuviese tres años.

—Un monstruo en una jaula no es peligroso. Cuando lo dejas libre, puede hacerte daño. Debes evitar a los monstruos libres y no preocuparte de los que están enjaulados.

—Lo pillo. El azúcar es el monstruo. ¿Y qué es la jaula?

—Lo que rodea al azúcar, por ejemplo, la fibra de la fruta. Hace que se digiera más lentamente y no te haga daño.

—Por eso es mejor tomar la fruta entera que en zumo, ¿no?

—Claro. Al exprimir la fruta, rompes los barrotes y liberas al monstruo de la jaula.

Además de los zumos, hay otros alimentos que contienen azúcar libre de forma natural. Por ejemplo, la miel. Sobre este alimento hay mucho que decir. En el capítulo «Alternativas al azúcar» te cuento un poco más. ¿Y la leche? ¿Contiene azúcar libre? Contiene lactosa, el azúcar natural de la leche. Este azúcar se considera intrínseco, no azúcar libre.

¿Y por qué es importante diferenciar entre azúcares intrínsecos y azúcares libres? El impacto es diferente en nuestro organismo. Los intrínsecos, como los de una manzana, no suponen ningún problema para la salud. En cambio, el consumo de azúcares libres, como los de un yogur azucarado, puede perjudicarnos.

Recomendaciones de consumo

La Organización Mundial de la Salud (OMS) publicó en 2015 una serie recomendaciones sobre el consumo de azúcar.[1] Este es un extracto:

Se recomienda reducir el consumo de azúcares libres a lo largo del ciclo de vida. Tanto para los adultos como para los niños, el consumo de azúcares libres se debería reducir a menos del 10 % de la ingesta calórica total. Una reducción por debajo del 5 % de la ingesta calórica total produciría beneficios adicionales para la salud.

Las recomendaciones contenidas en la directriz se centran en los efectos documentados para la salud que produce la ingesta de «azúcares libres». Estos incluyen los monosacáridos y los disacáridos añadidos a los alimentos por los fabricantes, los cocineros o los consumidores, así como los azúcares presentes de forma natural en la miel, los jarabes, los zumos de fruta y los concentrados de zumo de fruta.

Los azúcares libres se diferencian de los azúcares intrínsecos en que se encuentran en las frutas y las verduras enteras frescas. Como no hay pruebas de que el consumo de azúcares intrínsecos tenga efectos adversos para la salud, las recomendaciones de la directriz no se aplican al consumo de los azúcares intrínsecos presentes en las frutas y las verduras enteras frescas.

En el año 2002 la OMS recomendaba estar por debajo del 10 %. Trece años más tarde nos indica que reducir el consumo de azúcar un 5 % produce «beneficios adicionales para la salud». Vamos avanzando. Pronto conoceremos las nuevas recomendaciones. Estaban previstas para 2020, pero la pandemia de la COVID-19 les ha hecho cambiar las prioridades. Y con razón.

El consumo propuesto debe entenderse como el límite máximo. No debemos interpretar que hay que consumir un 5 % de nuestras calorías en forma de azúcar, sino que por debajo de ese porcentaje estamos consiguiendo beneficios. Cuanto menos azúcar, mejor.

Para saber a cuántos gramos de azúcar se refiere la OMS, hay que tener en cuenta que hacen referencia a un porcentaje de calorías. Si consumes 2000 kcal diarias (el consumo medio de la población), el límite de consumo de azúcar es de 100 kcal (el 5 % de 2000). Eso supone 25 g de azúcar como máximo al día (aproximadamente 6 cucharillas pequeñas o terrones). Cada gramo de azúcar tiene 4 kcal.

Supongo que en este punto estás pensando si cumples o no con las recomendaciones. Cuando yo me enteré de este límite, mi pensamiento fue: «Yo solo le hecho 2 cucharillas al café de la mañana. No hay problema».

Podéis entender mi disgusto al saber que también debía contar el azúcar que la industria nos cuela en sus productos. Es lo que yo llamo «azúcar oculto». Lo que estás consumiendo sin ser muy consciente de hacerlo. Estoy seguro de que muchas personas desconocen que una ensaladilla de cangrejo tiene 11 cucharaditas de azúcar. O que la pizza de los viernes tiene 4 cucharaditas. Y me juego algo a que pocos sospechan que un bote pequeño de tomate frito «receta artesana» contiene casi 10 cucharaditas.

Al conocer estas cifras, y una vez superada mi sorpresa inicial, tuve la necesidad de compartirlo. Me sentía como un niño pequeño cuando aprende una gracia nueva. Quiere enseñársela a todo el mundo. Y lo hice con los que tenía cerca. A juzgar por sus caras, no debía de ser muy interesante lo que contaba. Parece que lo de la OMS, el azúcar libre, los porcentajes y los gramos ocultos no interesaba. Hasta que encontré la forma de despertar su asombro.

sinAzucar.org

Durante las vacaciones de Navidad monté un pequeño estudio fotográfico en casa. Una buena iluminación con *flashes* de estudio, un fondo atractivo, un metacrilato de base y la cámara réflex montada en el trípode. Después de probar mil combinaciones de luz y encuadre conseguí una fotografía impecable: una botella pequeña de un reconocido refresco, iluminada como en uno de sus anuncios. Miles de gotitas sobre el envase la hacían parecer helada. Y a su lado una enorme torre de 13 terrones de azúcar. Y algo cambió.

El magnetismo de la imagen era indudable. No dejaba indiferente a los que la veían. Parece que había encontrado la forma de transmitir el asombro que yo sentí unos días atrás. Y me puse manos a la obra. Recuerdo haber pasado las Navidades de 2016 rodeado de ultraprocesados y montones de terrones. Unos y otros iban desfilando por delante de mi cámara. Admito que también algunos pasaron por mi estómago tras la sesión de fotos. ¿Quién se resiste a unas oreo bañadas en chocolate? Cuando tuve unas cuantas fotos, decidí subirlas a redes sociales. Había nacido sinAzucar.org.

Algo debía de tener el proyecto porque se empezó a compartir a gran velocidad. Se hizo viral en muy poco tiempo. Sentí vértigo. Y más cuando empezó a sonar el teléfono.

Varios periodistas estaban interesados en la historia. Entre otros, el gran Mikel López Iturriaga, responsable de *El Comidista*.[2] Tras la publicación de esa entrevista, recibí una llamada sorprendente. Un periodista de los informativos de Antena 3 quería hacerme una entrevista urgente. Se acercó a mi casa para grabarla y en pocas horas aparecí en los informativos de esa cadena. ¿Ya se me podía considerar *influencer*?

Desde entonces me han hecho decenas de entrevistas y en casi todas ellas quieren saber cuánto azúcar se puede consumir sin que nos perjudique. Hasta ahora siempre les hacía referencia a las recomendaciones de la OMS que ya conoces. Pero ahora la EFSA va más allá.

En el verano del año 2021 la Autoridad Europea de Seguridad Alimentaria (EFSA) publicó un documento sobre el consumo tolerable de azúcares.[3] Cinco países europeos (Dinamarca, Finlandia, Islandia, Noruega y Suecia) pidieron a la EFSA que actualizara la evaluación que hizo en 2010 sobre este tema. Estos países preguntaron si se podía establecer un límite basado en la ciencia para el consumo de azúcar. Querían saber cuál era el consumo máximo que no causaba problemas para la salud. Vamos, lo mismo que me preguntan en las entrevistas. Los científicos de la EFSA revisaron más de treinta y dos mil publicaciones (¡ojo!, o son muy rápidos leyendo o pusieron a un batallón de personas a revisar documentos. En cualquier caso, no me cambiaba por ellos).

Estas son algunas de sus conclusiones (expresadas a su modo). Cita literal:

Todas las relaciones «dosis-respuesta» (entre la ingesta de azúcares y el riesgo de efectos adversos en la salud) fueron positivas y lineales. Esto significa que el riesgo de efectos adversos en la salud (respuesta) aumentó en todo el umbral de niveles de ingesta observados (dosis) de forma constante (lineal), es decir, cuanto mayor era la ingesta, mayor era el riesgo de efectos adversos.

Cuando esto ocurre, no es posible determinar un valor «umbral» por debajo del cual el riesgo sea insignificante o un nivel seguro de ingesta hasta el cual no se hayan observado efectos adversos en la salud.

No obstante, las pruebas científicas respaldan las recomendaciones en Europa de limitar la ingesta de azúcares añadidos y libres.

Dado el riesgo de desarrollar enfermedades metabólicas crónicas y caries, la ingesta de azúcares añadidos y libres debe ser lo más baja posible.

En pocas palabras: cuanto menos azúcar consumas, mejor para tu salud. Nos recomiendan consumir menos azúcar, pero no establecen un valor límite, como sí hace la OMS.

Ya conocemos las propuestas de las autoridades en salud mundial y europea. Así que solo nos queda conocer lo que opinan los responsables nacionales. El Ministerio de Consumo es uno de los ministerios españoles más activos en la lucha contra el consumo abusivo del azúcar. Y tiene una postura rotunda: «El azúcar mata».[4] ¡Pues no se diga más!

¿Se debe eliminar el consumo de azúcar?

En este punto parece claro que debemos reducir el consumo de azúcar. Y para los que tengan dudas, el siguiente capítulo dará nuevos argumentos. Si ya estás convencido, puede que te preguntes si debes eliminar el azúcar de tu vida. Acabo de recibir una noticia titulada: «Una mujer de 70 años se hace viral por enseñar cómo es su cuerpo después de estar 30 años sin comer azúcar».[5] ¿Debes ser como Carolyn Hartz (la mujer de la noticia) y renunciar a cualquier producto azucarado? Antes de responder, te cuento lo que el artículo dice de Carolyn. Practica deporte a diario, descansa bien por las noches y su dieta parece bastante saludable. Así que parece que el truco de esta señora no solo está en evitar el azúcar.

Si hacemos caso a las recomendaciones, reducir el consumo de azúcar libre te ayudará a mejorar la salud. La decisión de eliminarlo por completo es dura. Sobre todo porque te vas a encontrar azúcar en muchos productos de consumo habitual. Es difícil hacer la compra sin meter ni un gramo en la cesta. Te lo vas a encontrar en productos insospechados. Por ejemplo, ¿sabías que el *sushi* contiene azúcar añadido? Cuando publiqué la foto con los 3 terrones (por 6 piezas de sushi), me llovieron críticas, incluidas las de algún nutricionista. Más de uno pensaba que me estaba equivocando. Tuvo que salir en mi defensa el chef de un conocido restaurante japonés. Confirmó que al arroz del sushi se le añade un aliño formado por vinagre de arroz, sal y azúcar.

Por suerte, identificar los productos que tienen azúcar no siempre es tan complicado. La mayor parte del consumo viene de fuentes bastante conocidas. En 2013 se publicó el estudio ANIBES,[6] que analiza, entre otros aspectos, las fuentes de azúcares añadidos en la dieta de la población española.[7] «ANIBES» son las siglas de ANtropometría, Ingesta y Balance Energético en ESpaña. Por cierto, el estudio fue financiado por uno de de los mayores fabricantes de refrescos del mundo. En el capítulo «El poder de la industria» podrás leer más sobre los pagos de las multinacionales a los científicos.

Según el estudio,[8] en España cada persona consume más de cuarenta gramos de azúcares libres al día de media. Casi el doble del límite que marca la OMS. Y en el caso de los niños es aún peor: sesenta gramos al día. ¡Tres veces la cantidad máxima recomendada para ellos!

Imagina que al despertar te encontrases un bote con 10 terrones de azúcar. Te obligan a comerlos poco a poco antes de acostarte. Por la noche te rellenarán de nuevo el bote. Así los 365 días al año. ¿Demasiado? Pues es lo que estamos consumiendo, al menos de media. Si tú eres de los que consume menos de eso, piensa que habrá otra persona que compensará y comerá tus terrones. ¿Y los niños? Ellos tienen 15 terrones dentro de su bote. Cada día.

El estudio ANIBES nos da detalles del origen de ese consumo de azúcares libres. De los 10 terrones diarios, la tercera parte viene de bebidas: refrescos, zumos, néctares, etc. El azúcar que sale del azucarero supone 1,5 terrones. Y el resto proviene de bollería y galletas, chocolate, yogures, bebidas lácteas y cereales de desayuno, entre otros productos de consumo diario. En el caso de los niños, 5 terrones diarios provienen de bebidas. Los peques consumen 4 terrones al día en bollos, galletas y chocolates. El resto, en productos similares a los adultos.

Estos datos nos confirman que la mayor parte del azúcar que consumimos no la sacamos del azucarero. Tres de cada cuatro terrones están ocultos en los productos de consumo habitual.

Azúcar oculto

En varias ocasiones he recibido críticas por usar la expresión «azúcar oculto». Una persona me acusó de ser un alarmista. Pensándolo bien, creo recordar que utilizaba duros insultos. Pero era por Twitter, así que no le di demasiada importancia. Este usuario me recordaba que el azúcar no puede estar oculto ya que debía estar reflejado en la etiqueta. Y es cierto. Si buscas en los ingredientes, debe aparecer ahí. Aunque muchas veces aparece con otro nombre, como dextrosa (no sé si es para despistar). También se detalla la cantidad de azúcar en la información nutricional, pero no se indica si es azúcar intrínseco, azúcar añadido o una mezcla de ambos. Me sigo quedando con la expresión de «azúcar oculto», aunque para todos aquellos que piensan que es demasiado estricta la expresión, podemos decir que es un «azúcar poco visible».

El azúcar oculto

En el capítulo «Manipulación en el supermercado» hablaremos de alguno de los trucos utilizados por la industria para ocultar el contenido de azúcar de sus productos, pero como adelanto vamos a ver uno de ellos. En el verano de 2020 una empresa dedicada a la venta de productos de alimentación para deportistas se puso en contacto conmigo. Querían que le hiciese una foto a unos de sus productos. Se trataba de una crema de avellanas, cacao y dátiles. La fotografía debía mostrar los ingredientes, usando un estilo similar a las fotos de sinAzucar.org. Acepté el trabajo y les entregué la foto. Debieron de quedar contentos con el resultado, porque me propusieron que la compartiese en mis redes sociales. No estaba muy convencido, pero no me venían mal unos pocos euros. El proyecto tenía muchos gastos y ningún ingreso. Acordamos que yo publicaría la foto en un *post* patrocinado y recibiría una pequeña comisión por cada persona que comprase la crema de cacao. Para identificar qué cliente venía de mi parte, debían usar el código «SINAZUCAR». ¿El resultado? Se armó el lío en redes sociales.

Recibí muchas críticas, incluso acompañadas de insultos. No entendía muy bien qué había pasado. ¿Era por haber realizado una publicación patrocinada? La crema de cacao no tenía azúcar añadido, así que no estaba haciendo publicidad de un producto poco saludable. Alguien me aclaró su punto de vista: había patrocinado un producto con puré de dátiles. Y este puré contenía azúcar. No era azúcar añadido, pero era azúcar, en cualquier caso. Además, mostraba el código

SINAZUCAR, lo que podía ser confuso. Después de recibir una lluvia de críticas, acepté mi error. Desde entonces no he vuelto a realizar ningún *post* patrocinado. Primero y último. En esta ocasión la artimaña no venía de la industria, sino ¡de mí mismo! No quise confundir a nadie, pero muchos se sintieron engañados por patrocinar una crema con dátiles. A raíz de este traspiés decidí investigar acerca del uso de puré de dátil para endulzar. ¿Es saludable? ¿Se considera azúcar libre?

La OMS considera azúcar libre el azúcar añadido y el azúcar de los zumos y la miel. Según está definición, el puré de dátil no se considera azúcar libre. ¿Asunto zanjado? Pues no es tan sencillo. En su documento hay una zona gris: «Las recomendaciones de la directriz no se aplican al consumo de los azúcares intrínsecos presentes en las frutas y las verduras enteras frescas». Podría interpretarse que los azúcares del puré de fruta no se consideran azúcares intrínsecos. ¿Serían, por tanto, azúcares libres?

Es interesante conocer la postura del Departamento de Salud de Reino Unido. Hasta el año 2015 consideraba que parte de los azúcares de la fruta se liberaban al pasar por la batidora. Al igual que pasaba en la historia del monstruo y la jaula, al triturar la fruta, parte del azúcar pasa a quedar libre. Se estimaba que el 50 % del azúcar de los azúcares del puré eran libres. Pero esto cambió en 2018. Los científicos del Departamento de Salud publicaron un documento[9] en el que definen:

La definición de azúcares libres incluye:

- Todos los azúcares añadidos en cualquier forma.
- Todos los azúcares presentes de forma natural en los zumos, purés y pastas de frutas y hortalizas, y productos similares en los que se haya descompuesto la estructura.
- Todos los azúcares de las bebidas (excepto las bebidas a base de leche).

El texto no deja duda. El azúcar del puré de dátiles se debe considerar azúcar libre. Por tanto, es uno de los azúcares que debemos reducir.

Me imagino la cara que pondrían algunos al conocer esto. Por ejemplo, la de los *influencers* de «comida saludable para *fitness*». Esos que anuncian *brownies* sin azúcar... y están cargados de dátiles. Así que ya sabes, si quieres hacer un postre con dátiles, adelante, pero que sepas que lleva azúcar libre.

Estad atentos a este tipo de publicaciones. Muchas veces se hacen sin intención de confundir. Se trata de una versión menos mala de los productos industriales. Pero siguen teniendo azúcar. ¿Son mejores? Sin duda, pero si queremos obtener beneficios para nuestra salud, debemos dejar su consumo para momentos especiales.

Antes de terminar, me permito insistir en un punto. Consumir fruta es saludable. Todos los estudios científicos demuestran que la fruta es buena para la salud (consumida entera, no en zumos ni purés). Olvídate de las advertencias del tipo «el plátano tiene mucho azúcar». El azúcar de una pieza de fruta no perjudica nuestra salud. Las bases ya están sentadas. Hay una recomendación clara de reducir el consumo de azúcar libre, ese que añaden a los productos o que está en zumos, miel o purés de frutas. Y si somos capaces de hacerlo, reduciremos también los problemas de salud asociados al azúcar.

2.
El poder de la industria

A principios de los años cincuenta los vecinos de Vallecas, barrio obrero de Madrid, apenas sufrían infartos de corazón. Su nivel de colesterol era inferior al de los habitantes del madrileño barrio de Salamanca. Esto llamó la atención de Ancel Keys, un biólogo estadounidense que estaba visitando España. ¿Qué diferencia había entre unos y otros? En el barrio de Salamanca, el nivel económico era mayor. Mucho más humildes eran los residentes en Vallecas, por lo que su alimentación era muy diferente a la de sus ricos vecinos. Apenas había dinero para comprar leche, huevos, mantequilla o carne. Estos alimentos no faltaban en la mayoría de los hogares prósperos.

Estas diferencias en la alimentación alertaron a Keys. ¿Y si es la grasa animal la causante de los problemas cardiovasculares? Estos argumentos lo llevaron ante la OMS. No debió de ser muy convincente en su exposición. Sus científicos no tomaron muy en serio sus teorías, y dejaron a Keys sin argumentos y humillado. Puede que esto fuese el impulso definitivo para dedicar las próximas décadas a demostrar que tenía razón.

Echando la culpa a las grasas

Con su orgullo herido se embarcó en un colosal proyecto: *El estudio de los siete países*. Se analizaron la alimentación y la salud de casi trece mil hombres con edades comprendidas entre 40 y 59 años. Estos son los países que se estudiaron: Italia, Grecia, antigua Yugoslavia, Holanda, Finlandia, Japón y los EE. UU. Curiosamente Ancel Keys decidió no incluir a España entre esos países.

En 1978 se publicó el resultado de su investigación. Según las conclusiones, el consumo de grasa saturada está asociado a problemas cardiovasculares. En otras palabras, el consumo de grasas animales eleva el riesgo de sufrir un ataque al corazón.

El estudio de los siete países fue muy bien aceptado por la comunidad científica de la época. Y empezaron los cambios. En la década de los ochenta las grasas bajaron su popularidad. El estudio de Keys y otros similares fomentaron la reducción de grasas animales. Y, arrastrado por esta tendencia, también bajó el consumo de grasas saludables. Se impuso la moda de los productos *light*. La industria se subió al carro e inundó las estanterías de los supermercados con productos bajos en grasas y altos en carbohidratos, incluidos los azúcares. Y ya conocemos las consecuencias: cada vez hay más personas con sobrepeso y obesidad. A principios de los ochenta, uno de cada seis ciudadanos de los EE. UU. sufría obesidad. Se calcula que, en el año 2030, una de cada dos personas será obesas. En España, la mitad de la población adulta padece sobrepeso u obesidad, y no parece que en el futuro los datos vayan a mejorar.

Décadas más tarde, algunos científicos señalan algunos puntos frágiles del estudio. Para empezar, ¿por qué se analizaron solo siete países? Ancel Keys tenía los datos de la nutrición y salud de los ciudadanos de veintidós países. Los siete países elegidos para el estudio encajaban bien en la hipótesis de Keys: a mayor consumo de grasas saturadas, mayor número de muertos por problemas cardiacos. ¿Qué pasaría si incluimos los veintidós países? Pues que no se cumpliría la hipótesis de Keys. Por ejemplo, en Francia se consume bastante cantidad de grasas saturadas provenientes de la mantequilla, el queso o el *foie*, y el riesgo cardiovascular no es más elevado que en otros países con menor consumo de estas grasas. Se excluyó del estudio a Francia por no encajar con sus hipótesis. El estudio tampoco explica el caso de Grecia: el consumo de grasas saturadas era igual en Creta y Corfú, pero esta última isla tenía diecisiete veces más muertes por enfermedad cardiovascular.

Pero ese no era el único punto débil. El estudio duró más de veinte años. Suficiente tiempo para analizar los factores que podrían influir en la salud de los participantes. Uno de esos factores analizados debería ser el consumo de azúcar. Pues parece que eso no le pareció una buena idea a Keys, que prefirió ignorarlo. No se analizó cómo afectaba la ingesta de azúcares al riesgo de muerte o de problemas cardiovasculares. Años más tarde se hizo ese análisis. Alessandro Menotti era uno de los principales investigadores que participó junto a Keys en *El estudio de los siete países*. Tras la publicación del estudio, volvió a analizar los datos recogidos. Descubrió que el factor que más influía en las muertes por enfermedades del corazón no era la grasa, sino el azúcar. Olvidarse de estudiar el impacto del azúcar resulta extraño. Pero ¿y si no se tratase de un despiste? Esto es lo que sugieren algunos investigadores. Gary Taubes, reconocido periodista científico, considera que la industria azucarera es la culpable de que se omitiese el azúcar en *El estudio de los sietes países*. Según sus investigaciones, la Asociación del Azúcar financió la investigación de Ancel Keys.[10] Esta asociación agrupa a los principales productores de azúcar de los EE. UU. Recibir dinero de ellos implica un claro conflicto de intereses que inclinó la balanza hacia las grasas, dejando libre al azúcar de cualquier tipo de culpa.

No es la primera vez que la industria del azúcar paga a un científico para que se olvide del azúcar. En 1967, la Fundación para la Investigación del Azúcar de los EE. UU., un *lobby* de la industria azucarera, pagó más de cincuenta mil euros actuales a tres investigadores de la Universidad de Harvard.[11] Los científicos publicaron un influyente artículo científico en el que acusaban a las grasas saturadas y exculpaban al azúcar del aumento de las enfermedades cardiovasculares. Mark Hegsted, uno de estos investigadores, contestó a la oferta: «Somos muy conscientes de su interés particular en los carbohidratos y lo trataremos tan bien como podamos». Antes de la publicación del artículo, el vicepresidente de la fundación de la industria azucarera mostraba su satisfacción: «Déjeme asegurarle que esto se parece bastante a lo que teníamos en mente y que estamos impacientes por verlo publicado».

Años más tarde, en 1980, el Gobierno de los EE. UU. publicó su primera guía nutricional. En esta guía se recomendaba reducir el consumo de grasas para prevenir enfermedades cardiovasculares. No se mencionaba el azúcar. ¿Sabéis quién participó en la redacción de la guía? Mark Hegsted, el científico pagado por la industria del azúcar. Los documentos que recogen estos pagos, publicados por la revista *JAMA Internal Medicine*, dejan pocas dudas de la intención de la industria: los estudios que financiaban deberían llegar a conclusiones que los beneficiasen. Los investigadores sabían qué es lo que esperaba la industria y es lo que hicieron. Puede que sea de forma deliberada. O tal vez lo hiciesen de forma inconsciente. En cualquier caso, la ciencia no debería funcionar así.

Acabamos de ver que muchos de los primeros estudios científicos que satanizaron las grasas estaban financiados por la industria de la alimentación, desviando el foco del verdadero problema: el consumo abusivo del azúcar. Puede que algún lector piense que esas manipulaciones son cosa del pasado. Era otra época y puede que ya no se produzcan. Veamos qué ocurre en la actualidad.

Blanqueando la imagen del azúcar

¿Te imaginas que Marlboro financiara la Asociación Española Contra el Cáncer? Pues eso hace cada año la mayor multinacional de refrescos con decenas de asociaciones médicas y científicas en España. A cambio de estos pagos del fabricante, estas asociaciones ayudan a la compañía a la hora de lanzar sus mensajes a la sociedad, con el supuesto respaldo de la ciencia.

Veamos un ejemplo: en 2017 pagó 132 378 € a una sociedad española de nutrición. Esta sociedad recomienda un consumo diario de refrescos edulcorados y bebidas deportivas. También sugiere un consumo semanal de refrescos azucarados. Esta recomendación está plasmada en su pirámide para una hidratación sana. Incluso se atreven con un guiño a la compañía con el dibujo de una lata en la que alteran ligeramente el nombre de la marca. Por si hay dudas de la relación de la sociedad con la multinacional, las despejan en la web de la sociedad. En la lista de empresas colaboradoras (dicho de otra forma, las que pagan) hay numerosos fabricantes de productos poco saludables. Desde refrescos a galletas. Además de grandes fabricantes de ultraprocesados, extraña encontrar un *lobby* de apoyo al consumo de cerveza. No sé a ti, pero a mí me llama la atención que una sociedad de nutrición colabore con un *lobby* que defiende que una bebida alcohólica es fuente de salud.

¿Y cómo funcionan esos pagos? Utilizan como excusa cualquier congreso en el que participa la asociación científica para hacer la aportación económica. Por ejemplo, en el caso de la asociación de la que estamos hablando, en 2020 recibió un pago de 10 000 € de la empresa de refrescos. El concepto de esta aportación era el siguiente:

> Colaboración Reunión Científica de expertos en gastronomía, alimentación saludable y sostenibilidad incorporando información sobre características de composición de la variedad total de agua, bebidas y zumos y néctares, y reducción de azúcares añadidos y opciones sin azúcares añadidos.

Me imagino que en esta reunión de expertos se habló de la importancia de reducir el consumo de azúcares. Supongo que se mencionarían los refrescos sin azúcar como una vía para conseguirlo. Esto es lo que se publicó en un medio digital[12] sobre «la reunión científica»:

> Los expertos proponen convertir la gastronomía en eje de formación y herramienta para hacer llegar información al consumidor en los distintos niveles educativos, y plantean, entre otras iniciativas, incorporar en los menús y en las cartas de los restaurantes información nutricional y sobre el origen de las materias primas empleadas, incluso iconos complementarios que den visibilidad a platos bajos en sal, azúcar, grasas u otros nutrientes críticos. Durante la reunión se ha destacado también la vinculación del binomio gastronomía y salud a través del desarrollo de la inteligencia artificial aplicada a la nutrición personalizada. Las técnicas de inteligencia artificial serán fundamentales en el futuro para proponer nuevas formulaciones y

técnicas culinarias dirigidas a grupos de población con necesidades especiales como las personas con hipertensión, diabetes, obesidad o dislipemia, entre otras.

No quiero entrar a juzgar si esos 10 000 € son justos o no, pero de lo que no hay duda es de que la financiación continuada de la multinacional de los refrescos a la sociedad de nutrición supone un claro conflicto de intereses. No me sorprende que recomienden el consumo diario de alguno de sus productos.

Y no es la primera vez que esta multinacional financia a una sociedad científica. En 2017 pagó 146 688 € a una fundación de nutrición española. Yo, que para estas cosas soy un mal pensado, creo que ese montón de dinero ha influido para que esta fundación recomiende el consumo de refrescos. En el 2020, la compañía de refrescos seguía pagando la cuota anual de colaboración por un importe de 10 000 €. Seguro que los directivos de la fundación estarán agradecidos a la multinacional.

Y no son los únicos que están contentos con los pagos de la compañía. Una asociación española de personas con diabetes recibió 50 000 € a cambio de hacer publicidad de sus refrescos. Algo sencillo: esta asociación publicaba la información que la compañía le facilitaba. De esta forma contribuía al *marketing* de las bebidas en su web y redes sociales. ¿Qué pensará una persona con diabetes cuando recibe publicidad encubierta de estos refrescos desde una asociación como esta?

Este es el poder del mayor fabricante de refrescos. Y no se esconden. En su web quedan retratadas unas cuantas asociaciones médicas y científicas.

Productores de azúcar

Dejaré de momento a un lado a la compañía de los refrescos para pasar a otro de los grandes productores de azúcar: su negocio principal es vender azúcar, tanto al consumidor final como a la industria alimentaria. Si los consumidores deciden reducir el consumo de azúcar y de productos azucarados, no hay duda de que la compañía sale perjudicada. Para ellos es vital que el azúcar goce de buena fama. Mueven sus hilos para que así sea. ¿Cómo lo hacen? Mediante la difusión de documentos sin base científica. Y con publicidad al límite de lo legal.

Veamos el primer caso. Para dar un aire científico a sus publicaciones, la mayor empresa azucarera de España creó el «Instituto de estudios del azúcar y la remolacha» (IEDAR). El típico recurso de usar nombres que pretenden sonar científicos. Este instituto lanzó una web que se autodefine como «dedicada a la información general del azúcar y su rol en la nutrición». Y dejan claras sus intenciones: «La puesta al día y el análisis de la evidencia científica y su evolución permiten al instituto desarrollar su labor divulgativa y generar contenidos de interés tanto para el consumidor como para el profesional». Analicemos los contenidos.

«El saludable mundo de Tomás Sugar». Este es el título de una guía dirigida a los más pequeños. El personaje principal es Tomás Sugar, un divertido terrón de azúcar, con cara sonriente, que nos recuerda a un pálido Bob Esponja. Y dice cosas muy graciosas: «El azúcar es la gasolina para el cuerpo. Produce la energía que necesitas para andar, correr y pensar». Vamos, que si no tomas azúcar, no podrás ni pensar. Te quedarás en blanco, como Tomás Sugar. También recurre al tradicional recurso de meter miedo a las grasas: «Si tomas demasiadas grasas, se acumulan y ganas peso». Parece que se han quedado en los años ochenta, siguiendo la moda de los alimentos *light*.

Todos estos mensajes van dirigidos a niños. Están acompañados de personajes infantiles que los intentan convencer de lo sano que es comer azúcar. Repiten una y otra vez la misma idea: «El azúcar es un alimento que debe estar dentro de una alimentación sana. Los dulces, los bizcochos y las tartas son alimentos muy sanos y nutritivos. ¿Cuándo puedes tomar azúcar? Al levantarte, para espabilarte a tope. De esta forma conseguirás vitalidad y las ganas que necesitas para ir al colegio. Necesitamos el azúcar».

Me molestó tanto la manipulación dirigida a los niños que decidí emprender acciones contra la publicación. Un tiempo después de mi denuncia, la guía fue retirada y la web cerrada. Esta es una de las veces en que conseguí que la empresa azucarera retirara una de sus manipulaciones. En breve te cuento otra.

La segunda forma que la productora de azúcar utiliza para

mandar sus mensajes sesgados es la publicidad. Y lo lleva haciendo muchos años. A finales de los años ochenta lanzaron una serie de anuncios con el lema «Que no te amarguen la vida. Ponle azúcar». Este es el texto de uno de ellos:

Que no te cuenten más historias. Que no sigan intentando explicarte que las imitaciones son tan buenas como el original. Lo que a ti te gusta es el azúcar. Como a todos. Así que enhorabuena. Porque, por una vez, lo que te gusta es lo que debes tomar. El azúcar es parte necesaria, básica, de una dieta equilibrada. Es el principal combustible de tu cuerpo. El cerebro la necesita para seguir actuando a todo ritmo. Y el sistema nervioso protesta ostensiblemente cuando nota su ausencia. Sí. Necesitas azúcar. En una dosis equilibrada. Sin pasarse (está claro que todos los buenos alimentos, tomados en exceso, pueden ser perjudiciales) pero tampoco, desde luego, escatimando el contenido de una bolsita para el café. En España consumimos una media de 28 kilos por habitante y año. Estamos muy lejos de los países más avanzados de Europa.

No hace falta que nos vengan con historias para hacernos ver lo blanco, negro.

Después de leerlo casi me dan ganas de comerme a cucharadas el azucarero... No sea que mi cerebro se apague. Y de paso ayudo a conseguir que España alcance en consumo de azúcar a los países más avanzados (y obesos) de Europa.

En los siguientes años pudimos ver anuncios similares. Los responsables del *marketing* de la empresa azucarera estaban dispuestos a convencernos de que el azúcar es necesario. Pero en el año 2012 cambiaron de estrategia. Los publicistas de la compañía pensaron que era mejor asociar su producto con la felicidad. Algo así como lo que hizo una importante compañía con el famoso eslogan «La chispa de la vida». En uno de ellos se pueden ver dos fotografías. En la primera aparece una niña pequeña tirada en el sofá con cara de tristeza. «Sin ganas», indica un gran texto. En la segunda foto se muestra a otra niña y su padre soltando grandes carcajadas mientras comen un pastel. «Con alegría», se indica. Al pie de ambas fotos aparece el mensaje: «Trae a tu vida momentos cargados de magia, ilusión y felicidad». Lo que viene a decirnos es que, si no consumes azúcar, eres un amargado. Y me molesta este tipo de mensajes, sobre todo viniendo de la industria. Así que no tuve más remedio que volver a denunciar al productor de azúcar. Solicité la retirada de la campaña ante Autocontrol.

Autocontrol

Antes de contarte cómo acabó la denuncia, abro paréntesis para explicar quiénes son los de Autocontrol. Imagina a un lobo cuidando a un rebaño de ovejas. Pues eso. Aunque ellos lo explican con otras palabras:

Autocontrol es el organismo independiente de autorregulación de la industria publicitaria en España. Está integrado por anunciantes, agencias de publicidad, medios de comunicación y asociaciones profesionales, y su objetivo es trabajar por una publicidad responsable: veraz, legal, honesta y leal.

En pocas palabras, son los propios anunciantes los que vigilan que lo que hacen sea correcto. Si una persona cree que cierto anuncio no cumple con la normativa, lo denuncia ante Autocontrol y un jurado decidirá quién tiene razón: el denunciante o la empresa responsable del anuncio. Puesto que el jurado son los propios anunciantes, la mayoría de las veces se dan la razón a sí mismos. En los últimos meses de 2021, nueve de cada diez reclamaciones de particulares dieron la razón a las empresas anunciadoras. ¿Y qué pasa si dan la razón a la persona que denuncia? Nada. La empresa puede seguir emitiendo el anuncio. Los de Autocontrol solicitan su retirada, pero son los propios anunciantes los que deciden si hacerlo o no.

Ahora que sabes quiénes son los de Autocontrol, puede que te sorprenda el resultado de mi reclamación. Contra todo pronóstico, me dieron la razón y solicitaron a la empresa que retirara su publicidad. Sorprende más aún saber que la productora de azúcar eliminó los anuncios. Me sentí como David después de derrotar a Goliat.

Pero en mi lucha contra la manipulación de la industria no todo han sido victorias. En la primavera de 2021 un fabricante de productos lácteos lanzó una campaña publicitaria para promocionar batidos para niños. El anuncio afirmaba que «Ningún batido es más saludable». Como soy un poco desconfiado con la industria, me puse a revisar sus ingredientes. Estos son los del batido de fresa: «Leche parcialmente desnatada, suero de mantequilla, azúcar, fibra vegetal, colorante: E120 y aromas». No sé a ti, pero un batido de fresa que no lleve fresa, con azúcar, aromas y colorantes no me parece el mejor del mundo. ¿Y si hacemos uno en casa con leche y fresas? Yo creo que será más saludable... Pero creo que a los responsables de *marketing* del fabricante no les entra en la cabeza.

Con ese argumento como base, recurrí de nuevo a Autocontrol. Y parece que tampoco los convencí a ellos. Lo más fascinante son los motivos por los que le dan la razón a a la marca de batido:

El anuncio muestra la siguiente declaración de propiedades saludables: «El calcio es necesario para el crecimiento y el desarrollo normales de los huesos en los niños».

En tales circunstancias, cualquier batido con esa cantidad de calcio tendría reconocida la misma propiedad saludable en relación con el crecimiento y el desarrollo normales de los huesos en los niños, no pudiendo existir ninguna otra que tenga una funcionalidad superior o mejor en este sentido.

Por lo tanto, y en ausencia de cualquier otra prueba en el expediente que contradiga o de la que se desprendan conclusiones diferentes a las indicadas, esta prueba debe ser considerada suficiente para justificar la veracidad de la alegación «Ningún batido es más saludable» contenida en la publicidad, en tanto ha quedado acreditado que cualquier batido con la misma cantidad de calcio tiene reconocida la misma propiedad saludable en relación con el crecimiento y desarrollo normales de los huesos de los niños.

Por consiguiente, debe rechazarse la existencia de una infracción de la norma 14 del Código de Conducta Publicitaria de AUTOCONTROL.

Me lo tuve que leer varias veces. No sé si a mi cerebro le falta azúcar (ironía) o estos de Autocontrol se explican regular. En resumen, como el batido tiene calcio, no puede existir ningún batido más saludable. Y asunto zanjado. Y en 2022 todavía puedes encontrarlos en el súper. Luciendo unos fantásticos dibujos infantiles y haciendo creer a papás y mamás que son los más saludables para sus hijos. Y por si queda duda, muestran en el envase la etiqueta «Nutriscore A».

Nutriscore

Supongo que muchos de vosotros conocéis qué es el Nutriscore. Pero seguro que la mayoría desconoce cómo la industria de los ultraprocesados nos manipula con este etiquetado.

Estás en el supermercado y coges unos cereales de desayuno. Ahí está: el Nutriscore. En la parte frontal de la etiqueta aparece un semáforo de colores, en este caso marcado en verde. Letra A. «Deben de ser saludables, tienen un semáforo verde con la máxima puntuación», puede que pienses.

¡Acabas de caer en la manipulación! Son unos cereales ultraprocesados cargados de azúcar. Casi una de cada cuatro cucharadas es puro azúcar.

Antes de conocer de qué manera la industria hace uso de un Nutriscore manipulado, vamos a ver en qué consiste este etiquetado. La idea es sencilla: añadir a los envases una etiqueta intuitiva que permita saber si es un producto saludable. Se coloca en el frontal de los productos. Cada producto se puntúa con una letra (A, B, C, D o E). La «A» es la mejor puntuación y se resalta en verde. La «E» es la peor puntuación y se muestra en rojo. Para hacer una compra saludable, debemos elegir productos con una buena puntuación. Con un buen Nutriscore. Esa es la teoría, pero en la práctica el sistema Nutriscore es un desastre. Y la industria lo usa a su favor.

¿Quién decide la puntuación que tiene cada producto? Lo realizan los propios fabricantes mediante un cálculo matemático. Es el resultado de una fórmula que tiene en cuenta las calorías del producto, sus proteínas, los azúcares, la fibra, la sal y las grasas saturadas. Se cogen todos esos datos y mediante un algoritmo se calculan la puntuación, la letra y el color que se le debe poner al producto.

¿Se le puede engañar al algoritmo? Puede que estés pensando que es complicado manipular los cálculos para obtener mejor Nutriscore. Conociendo el detalle del algoritmo, es sencillo saber qué debes modificar de tu producto para cambiar la puntuación. Por ejemplo, si a un producto le añades la fibra suficiente, puedes mejorar la puntuación. De esta forma puedes conseguir un buen Nutriscore para un producto. También es posible reducir la sal, el azúcar, las grasas saturadas o las calorías para mejorar el Nutriscore.

En este momento, habrá alguna persona que piense que es una buena forma de conseguir alimentos más saludables. Podría ser así en algún caso, pero la mayoría de las veces el cambio que hacen los fabricantes es insuficiente para mejorar la calidad del producto. Tan solo sirve para mejorar la nota. Cierta marca popular de cereales pasó de tener una «B» a una «A» reduciendo tan solo 0,7 g de azúcar por ración. Tendrías que tomar 35 tazones de cereales Nesquik para ahorrar 25 g de azúcar en tu dieta. Una locura.

Con manipulaciones como esta, el fabricante puede lucir un Nutriscore verde en su producto. Muchas personas lo comprarán pensando que es un producto saludable, aunque siga siendo un ultraprocesado cargado de azúcar.

Si te das una vuelta por el supermercado, podrás encontrar productos con puntuaciones sorprendentes. Te pongo unos ejemplos:

Varitas de merluza rebozadas: Nutriscore A-Verde.
Salmón ahumado: Nutriscore D-Naranja.

Quesitos en porciones: Nutriscore B-Verde.
Queso manchego: Nutriscore E-Rojo.

Cacao soluble 75 % azúcar: Nutriscore B-Verde.
Cacao puro 0 % azúcar: Nutriscore C-Amarillo.

En todas las parejas anteriores, el producto con peor Nutriscore (salmón ahumado, queso manchego y cacao puro) resulta más saludable que el otro. En estos casos, el Nutriscore falla claramente. ¿Cuál es el problema? Que el algoritmo penaliza el contenido de calorías y grasas saturadas. Esta fobia a las grasas señala con un bajo Nutriscore a un producto tan saludable como el aceite de oliva virgen extra. Lo puntúa con una «C» amarilla. Además, se hace el cálculo como si te fueses a tomar 100 ml de aceite. En otros productos no se hace así.

Es llamativo el tratamiento favorable del algoritmo a los cacaos solubles. En lugar de calcular el Nutriscore a 100 g de producto, como en todos los casos, se calcula usando la cantidad que el fabricante indica en la etiqueta. El Nutriscore que se indica en la etiqueta corresponde a 100 ml de bebida preparada según la receta recomendada. Por ejemplo, uno de estos populares productos especifica que se mezclen 6,75 g de producto por cada 100 ml de leche semidesnatada. Pero esta no es la única excepción. El algoritmo también otorga una mejor puntuación a las bebidas que tienen más del 80 % de leche. Se consideran alimentos sólidos en lugar de líquidos. De esta forma, se les permite una mayor cantidad de azúcar sin penalizar en la puntuación. Con este par de mejoras en el cálculo consiguen Nutriscore B-Verde ¡Y tres de cada cuatro cucharadas del producto son azúcar!

De momento, el uso de Nutriscore es voluntario en España. El Ministerio de Consumo todavía no ha legislado para hacerlo obligatorio en todos los productos. Y parece que va a encontrarse con problemas para hacerlo. Se debe respetar la legislación de la Unión Europea. Mientras que la UE no lo establezca, es poco probable que sea un etiquetado obligatorio.

Hay muchos intereses en juego en la lucha de Nutriscore sí, Nutriscore no. Y eso se puede intuir cuando somos testigos de la pelea que mantienen algunos ministros. «El Nutriscore puede orientar a los consumidores a pautas de consumo alejadas de la dieta mediterránea» declaró Luis Planas, ministro de Agricultura, Pesca y Alimentación. Su postura en contra es lógica si pensamos que representa los intereses de varios colectivos afectados por este etiquetado. Entre otros, los productores del aceite de oliva virgen extra, el queso, jamón, conservas, etc. Estos productos salen perjudicados con el Nutriscore. Su nota es bastante peor que la de muchos ultraprocesados poco saludables. Y eso afectaría a las ventas.

Es probable que los ministros no conozcan la propuesta de etiquetado que lancé en redes sociales hace unos años. Tampoco es que fuese una maravilla, pero seguro que ayudaba a elegir los productos con menos azúcar. Imagina que en una lata de refresco, además de la tabla nutricional, viniesen dibujados los terrones de azúcar que contiene. Todos apilados. Pues eso es lo que propusimos. Me imagino la reacción de un comprador cualquiera en el súper: «Uy, no... mejor no me llevo este refresco que tiene 8,7 terrones cada lata». Aunque visto como se toman las empresas este tipo de iniciativas, casi mejor olvidarse de la idea.

Amenazas legales

Todavía recuerdo el día en que recibí el burofax de una de esas empresas a las que dediqué una fotografía en sinAzucar. org. La foto te la puedes imaginar. Mostraba una botella de zumo junto a los terrones que contiene. Y el burofax también: «O borras la foto o te empapelamos». O algo así. No voy a ocultar que me entró un sudor frío al leer las amenazas de los abogados. Por un momento tuve la certeza de que la había liado parda. Y poco podía hacer, excepto borrar la foto y publicar el texto que me facilitaban en el burofax. No lo recuerdo con exactitud, pero podríamos resumirlo en «los zumos de la marca XXXX son naturales, por lo tanto, son saludables».

No sé si fruto de los nervios o de alguna extraña asociación mental me vino a la cabeza lo ocurrido con la cantante y actriz Barbra Streisand y su mansión de Malibú. La historia se remonta al año 2003, cuando la superestrella denunció a un fotógrafo *amateur* argumentando que había violado su privacidad con una fotografía en la que se veía su casa. La foto formaba parte de una serie de doce mil imágenes que el fotógrafo colgó en una web para documentar el efecto de la erosión en la costa californiana. ¡Doce mil fotos! Y en una de ellas aparecía la casa de Barbra Streisand. Yo creo que nadie había caído en la cuenta, pero ya sabemos cómo son las divas. Denunció al fotógrafo. Y no solo pidió que retirase la foto. Solicitó cincuenta millones de dólares por los daños ocasionados. ¿Vais pillando el paralelismo con la foto del zumo?

El juez, con gran sentido común, rechazó la petición de la actriz. Y la obligó a pagar ciento cincuenta mil dólares para cubrir los costes legales del fotógrafo. Pero lo interesante de este caso es el impacto que tuvo la denuncia en la difusión de la imagen. Centenares de miles de personas querían ver la foto que Barbra Streisand quería censurar. Su denuncia consiguió lo contrario que pretendía. Y alguien, con no demasiada imaginación, pensó que era una buena idea llamar a este comportamiento el efecto Streisand.

Tengo que confesar que, cuando recibí el burofax que me invitaba a retirar la foto del zumo, me puse nervioso. Tras borrar de mi cabeza, por absurda, la posibilidad de acabar entre rejas, me acordé de la historia de la actriz y el fotógrafo. Así que lo hice. Publiqué el burofax en mis redes sociales. En menos de unas horas centenares de miles de personas vieron la fotografía censurada. Muchas personas empezaron a compartirla: «Esta es la foto que la industria no quiere que veas». Se hizo viral. Incluso se organizó un boicot a la marca. Y apareció la prensa. Varios periodistas se interesaron por el asunto y lo llevaron a sus periódicos,[13] lo que amplificó aún más la visibilidad de la historia. Al día siguiente recibí dos llamadas. La primera de mi madre. Dando ánimos es única: «Vas a ir a la cárcel… Si es que te metes en unos líos». La segunda llamada la hizo una persona que se identificó como «gestor de las relaciones públicas» de la compañía de zumos. Supongo que ellos estaban tan incómodos como yo con este tema. En pocas horas miles de personas los estaban criticando por abusones. Toda una compañía contra una persona. ¿El delito del fotógrafo? Hacer una foto que mostraba lo que ellos decían en la etiqueta.

Como en el caso de Barbra Streisand, al final no hubo que retirar la foto. Alguien en la compañía debió de pensar que era mejor dejar pasar el asunto para evitar una crisis de reputación. Aquí paz y después gloria.

Está claro lo importante que es para la industria defender sus productos. Sobre todo en lo relativo al azúcar. Una iniciativa tan sencilla como la que hago puede causarles bastante daño. No quieren que los consumidores estén informados. Ya muestran demasiada información en la etiqueta. Muy a su pesar.

Mateo, mi sobrino, lo tiene claro con 7 años. Añaden demasiado azúcar a lo que comemos. Lo que tiene menos claro es a lo que se dedica su tío. Dice que soy un científico que quita el azúcar de los productos usando la cámara del móvil. Un poco liado sí que está, pero es maravillosa la idea. Ser capaces de quitar el azúcar a todos esos ultraprocesados.

De momento, no somos capaces de hacerlo (y menos con un móvil). Así que la solución tendría que venir de los fabricantes. Ellos pueden reducir la cantidad de azúcar que añaden a sus productos. ¿Y por qué no lo hacen? Por dinero.

Azúcar = Dinero

¿Y cómo está relacionado el azúcar con sus ingresos? Déjame que retroceda un poco en el tiempo. Tan solo unos cuantos millones de años. Cuando todavía no se nos podía considerar humanos. Por entonces ya éramos golosos. El cerebro estaba programado para apreciar el sabor dulce de los alimentos. Las papilas gustativas de la lengua eran capaces de detectar el azúcar de lo que comemos. Comer alimentos dulces producía placer, sensación con la que el cerebro nos recompensaba. En un mundo sin nutricionistas, alguien nos tenía que recordar que comer fruta es bueno. Y de eso se encargaba nuestro cerebro. Sencillo: como nos gustaba el dulce, consumíamos fruta, lo que era bueno para nuestro organismo.

Y llegó la evolución. Y seguimos siendo golosos. Nuestros genes apenas han cambiado, lo que hace que el mecanismo de recompensa del cerebro siga intacto. Cuando comemos un dulce, sentimos placer. Tan solo es el viejo instinto que hace millones de años nos ayudaba a sobrevivir.

Aquí es donde entran en escena las empresas. Producen los productos que la sociedad demanda. Y si te dedicas a fabricar productos de alimentación, venderás más si a tus clientes les gustan. En resumen: los alimentos con más azúcar se venden mejor. Más azúcar, más ventas, más dinero.

Antes de poner a la venta un nuevo producto se hacen pruebas con distintas recetas. En los laboratorios de las empresas de alimentación, los técnicos hacen diferentes combinaciones de ingredientes: un poquito más de azúcar, algo más de sal, un poco menos de fibra... Y así van probando varias fórmulas. A continuación varias personas prueban cada una de las combinaciones y puntúan el resultado según sus gustos. La mayor parte de las veces, los productos más dulces tienen mayor puntuación. ¿Azúcar sin límite? Pues si eres una persona normal, demasiado azúcar te resultará desagradable. Se puede ir añadiendo azúcar a un producto y su sabor irá mejorando, aunque, llegado a un límite, empezará a estar demasiado empalagoso. Si dibujamos una gráfica que muestre el placer de un producto en función de su azúcar, el resultado tendría forma de U invertida. Empezaría subiendo hasta llegar a un límite, después se estabilizaría y, por último, bajaría según fuésemos añadiendo azúcar.

La función de los técnicos de estos laboratorios es conseguir una fórmula que esté en el punto más alto de esta gráfica. Es lo que ellos llaman «optimizar la palatabilidad» de un producto. Hace tiempo conocí a una de estas personas que trabajan en los laboratorios de palatabilidad. Lo más curioso es el producto que analizaban: comida de gatos. Todavía me sigo preguntando si tenían gatos amaestrados que puntuaban los diferentes patés de salmón y arenques o eran los propios técnicos los que probaban los alimentos. El caso es que su aliento era sospechoso.

Pero no solo juegan con el azúcar. La grasa y la sal también son importantes en estas reformulaciones. Y si el fabricante consigue dar con la combinación perfecta: ¡buuum! Explosión de ventas. Si quieres ampliar información sobre este tema, puedes echar un vistazo al libro *Adictos a la comida basura*.[14] En él Michael Moss nos detalla «cómo la industria manipula los alimentos para que nos convirtamos en adictos a sus productos». Otro libro que resulta revelador es *Come mierda* de Julio Basulto.[15] En sus páginas descubrirás la cantidad de comida basura que puedes encontrar en el supermercado.

Otro de los motivos para añadir el azúcar es su bajo precio. Por un poco más de sesenta céntimos puedes comprar un kilo de azúcar. Imagina lo que le costará a la industria, que compra miles de toneladas diarias. Añadir azúcar a un producto lo hace más barato. Por ejemplo, en un chocolate los ingredientes principales son azúcar y cacao. Por cada cucharada de azúcar que lleve una tableta, necesitan echar una menos de cacao. Por el precio de un kilo de cacao, puedes comprar veinte kilos de azúcar. Así que cada cucharada de azúcar que añaden al chocolate les supone un ahorro de fabricación considerable. ¡Dulce negocio!

Uno de los recuerdos que tengo de mi infancia está relacionado con el azúcar. Puede que de ahí me venga todo esto... O puede que no. El caso es que todos los veranos, en el pueblo, me fascinaba ver a mi abuela Juani elaborar conservas. No entendía muy bien el proceso mágico que hacía que las frutas y las hortalizas se conservasen durante todo el invierno sin ponerse malas. Cuando llegaba el momento de preparar las mermeladas, yo ayudaba con el azúcar... Y de paso, cuando no miraba mi abuela, aprovechaba para meterme una en la boca. El karma y las caries ya me han pasado factura por ello.

Es conocido el poder conservante del azúcar. Las mermeladas que hacíamos en el pueblo se conservaban gracias a que el azúcar impedía sobrevivir a los microorganismos que estropean la fruta. Los fabricantes lo saben bien. Añadir azúcar a los alimentos los mantiene más tiempo frescos. Y eso es muy importante para la industria. Si consiguen retrasar la fecha de caducidad de un alimento, se ahorran muchas complicaciones. Primero, permite estar almacenado más tiempo, lo que simplifica la distribución a los supermercados. Y eso supone ahorro de costes. Segundo, hace que le dure al consumidor más tiempo en casa. Y eso aumenta las ventas. A nadie le gusta tirar comida. Si una marca de jamón cocido dura fresca solo dos días y la competencia, dos semanas, ¿cuál comprará la mayoría de la gente? De nuevo, añadir azúcar se ve recompensado con mayores ventas. Con más dinero, vamos.

Así que todo se reduce a lo mismo: más azúcar, más dinero.

¿Y no hay forma de ganar dinero fabricando productos con menos azúcar? Sin duda. Cada vez hay más personas que dan el salto a consumir productos más saludables. O eso es lo que ellos creen (pronto conocerás a Carmen y sabrás de qué te hablo). La industria aprovecha el creciente interés por la alimentación sana para colocarnos sus productos. En los años noventa nos colaron los productos *light*, aprovechando la demanda de las dietas bajas en grasa. Y cuando pasó esa moda, llegaron otras: productos bio, *realfood*, sin azúcar, sin gluten, sin lactosa, alto en proteínas, etc. Las empresas de alimentación saben hacerlo muy bien: reformulan un poco sus productos y tiran de *marketing* para hacerte ver que son justo lo que necesitas.

Un pequeño ejemplo: más de la mitad de las bebidas que vende la mayor multinacional de refresco son «sin azúcar». Hace una década, tan solo lo era una de cada diez bebidas. Vaya, ¿la compañía de refrescos ha hecho algo bueno? Pues no lo celebremos tan rápido. El mérito no es suyo, sino de los compradores. Se venden más refrescos «sin azúcar» por el interés de los consumidores en reducir el azúcar. Por cierto, me voy a anotar un tanto aquí. Cuando empecé con el proyecto sinAzucar.org, en las latas de un reconocible refresco edulcorado se indicaba «cero calorías». Unos meses más tarde, cuando mi iniciativa era *trending topic*, la compañía decidió cambiar el eslogan del etiquetado por «zero azúcar». Puede que solo fuese casualidad, pero me gusta pensar que algo tengo que ver. Cosas del ego.

Puedo imaginar la duda que os surge: ¿entonces los refrescos «cero azúcar» son es una buena opción? Antes de contestar, déjame que te presente a mi amiga Carmen.

3.
Manipulación en el supermercado

Acompañemos a una persona cualquiera a hacer la compra. Esta vez será algo distinta. Se acerca el verano y quiere perder esos kilitos de más. Nuestra amiga Carmen, que así se llama, se acerca a la sección de cereales de desayuno. No quiere una caja con muñequitos, que ya hace demasiados años que no es una niña. En el fondo del pasillo encuentra lo que busca: cereales de dieta. Esos que tienen una delgada silueta rosa. Con fibra. Y cinco vitaminas. Y sin gluten. Para la cesta. Busca una bebida vegetal para echar a los cereales. Se fija en una de avena, que debe de ser sana: en letras bien grandes se destaca que no tiene azúcar añadido. Y sin lactosa. Se la lleva. Toca el turno a las galletas. Las quiere para merendar, que dicen que hay que hacer cinco comidas al día. Está complicado elegir. Un pasillo, tan largo como una piscina olímpica, amenaza con hacer interminable su compra. Así que vamos a lo seguro, al estante que indica «galletas saludables». De todas las opciones, decide que lo mejor es coger unas galletas Digestive con fibra y manzana. No tiene claro cómo unas galletas pueden ayudar a hacer la digestión, pero tampoco tiene tiempo para pensarlo demasiado. Vamos a por los yogures para la cena. Busca esos que ha visto en la televisión. Prometen unas «barrigas felices». Los encuentra rápido por el color verde. Tras confirmar que tienen probióticos y que son activos, elige los que son 0 %, que el azúcar es malo. Media docena de pasillos más tarde, mientras espera en la cola de la caja, coge unas barritas de chocolate y cereales para los antojos. Es lo único que lleva azúcar. O por lo menos es lo que piensa ella.

Neuromarketing

Los productos que acaban en la cesta de la compra no los elegimos libremente. Los expertos en *marketing* saben cómo manipular tu cerebro para dirigir la compra. Según varios estudios,[16] tardamos una media de 2,5 segundos en elegir un producto. El 80 % de ese tiempo transcurre de forma inconsciente. La decisión de compra la tomamos sin conocer muy bien los motivos. Una vez tomada la decisión, nuestro razonamiento justifica el producto, aunque no tengamos claras las verdaderas razones.

El cerebro no puede estar tomando decisiones razonadas en todo momento. Es demasiado lento. La mayoría de las pequeñas decisiones se producen mediante rápidos atajos de los que no somos conscientes. Tal como dijo Blaise Pascal: «El corazón tiene razones que la razón desconoce».

Es posible conocer esos atajos mentales y poder influir en ellos mediante el uso de *neuromarketing*. Peter Drucker, un visionario de esta ciencia, dijo: «El objetivo principal del *neuromarketing* es decodificar los procesos que forman parte de la mente del consumidor, de manera que podamos descubrir sus deseos, ambiciones y causas que no vemos en sus opciones de compra. De esta forma podremos darles lo que necesitan».

¿Darles lo que necesitan? Creo que «venderles nuestros productos» es más cercano al objetivo de los responsables de *marketing* que usan estas técnicas.

Para evaluar qué pasa por la cabeza de las personas cuando están el supermercado, se usan sensores que miden la actividad cerebral, la dirección de la mirada, el ritmo cardiaco y hasta la expresión facial. Se equipa a personas con estos dispositivos y se estudian sus reacciones mientras hacen la compra. Con los resultados obtenidos se toman decisiones que afectan a los productos y a la forma de venderlos.

Ubicación de productos

La distribución de los productos en los pasillos está muy estudiada. Al colocar los básicos, como la leche, en el fondo del comercio, nos obligan a recorrerlo. Pasaremos por pasillos repletos de productos tentadores, como los chocolates. Es fácil que algunas de esas tentaciones acaben en la cesta de la compra, y más si tenemos hambre.

Los productos que se quieren promocionar se colocan a la altura de los ojos. Esto hace que se vendan mucho más que el resto. Los más económicos, con menor margen para el comercio, suelen estar en la base de la estantería. ¿Y qué pasa con los productos para los niños? Pues que los colocan a su altura. Los productos colocados en el primer metro del pasillo se venden peor que el resto. La velocidad del comprador va bajando a medida que se avanza en el pasillo. Esto hace que la base del principio de las estanterías sea prácticamente invisible y que los productos superventas se sitúen a la altura de los ojos en la zona central del pasillo o en las cabeceras de los lineales, lugar privilegiado para la venta.

Los consumidores, cada vez con más frecuencia, queremos cuidar nuestra alimentación. Es habitual encontrar carteles que muestran las categorías más saludables. Cuidado. Son carteles trampa. No los verás en la sección de frutas y verduras, sino en los pasillos de los ultraprocesados.

Hace unos meses estaba haciendo la compra en un popular supermercado y me encontré con uno de esos carteles. En el lineal de las galletas se establecían tres categorías: «galletas merienda», «galletas infantiles» y «galletas salud». Este último apartado contenía galletas cargadas de azúcar, pero con un extra de fibra, sin gluten, con avena o cualquier otro reclamo que las hiciese destacar de las galletas tradicionales. Me llamó tanto la atención que hice una foto y la subí a redes sociales. Se viralizó. En veinticuatro horas este supermercado retiró el cartel. Las galletas siguen ahí, pero por lo menos ahora no se engaña al consumidor asociándolas a la salud.

Otra forma de fomentar la venta de un producto es colocarlo junto a sus complementarios. Se denomina venta cruzada. Por ejemplo, puede que te encuentres un bote de nata montada junto a las fresas. La venta de impulso también puede hacer que compres algo que no tenías previsto, generalmente con gran cantidad de azúcar. Se aprovecha el espacio cercano a las cajas para colocar *snacks*, chocolates, caramelos, chicles, etc. Al disponer de poco espacio, no encontrarás los mejores productos de la categoría, sino los que más beneficio dan al comercio.

Trucos del empaquetado

Los fabricantes usan el empaquetado para manipular nuestras decisiones. En un mercado con mucha competencia, el diseño del envase puede marcar la diferencia entre conseguir y perder una venta.

Usar el color adecuado puede hacer que pensemos que el producto es más saludable. Por ejemplo, el color verde se asocia a naturaleza y vida sana. Esto hace que de forma inconsciente pensemos que el producto es saludable. ¿Recuerdas los yogures que eligió Carmen? El color verde no dice nada de su calidad. Contenían demasiado azúcar, aunque estaban marcados con un gran 0 % en el frontal. Luego veremos dónde esta el engaño.

Y si para un adulto es complicado escapar de los trucos usados en el envase, los más pequeños sufren la manipulación de forma más agresiva. Un claro ejemplo es el pasillo de los cereales. Entrar en esta sección nos hace viajar a un mundo ficticio lleno de graciosas mascotas. Perros simpáticos. Osos risueños. Tigres felices. Ranas contentas. Conejos divertidos. Y otros muchos animalitos que invitan a consumir sus cereales. Los niños eligen los cereales más por el personaje que por el sabor. Y los padres muchas veces se dejan llevar por la preferencia de los pequeños en lugar de hacerlo por la calidad nutricional. En algunos países, como en Chile, han prohibido el uso de dibujos de mascotas en los envases de los cereales con azúcar añadido. Con esta medida se pretende reducir el sobrepeso y la obesidad infantil en este país, que tiene una de las mayores tasas del mundo. Uno de cada cuatro niños sufre obesidad severa.

Y si las mascotas se dirigen a los niños, a los padres se les gana con el uso de vitaminas, minerales y otros cuantos nutrientes añadidos. Todos queremos que nuestros hijos estén bien nutridos. Y los fabricantes lo saben. Así que basta con añadir unas vitaminas y destacarlo en grandes letras en el envase para aumentar las ventas. Un consejo: si quieres vitaminas, recurre a la fruta y a la verdura, y olvídate de productos con vitaminas añadidas.

Tal como vimos, el Nutriscore puede manipularse para conseguir mejor puntuación. Poder mostrar una «A» verde en el frontal del envase es una forma de aumentar las ventas. Añadir fibra es una sencilla forma de conseguirlo. La forma más saludable de hacerlo es quitando azúcar, pero el producto sabría menos dulce y las ventas se reducirían. Y los fabricantes no están dispuestos a hacerlo.

Declaraciones nutricionales

Por suerte, ya no es posible incluir cualquier mensaje en los envases. La normativa de etiquetado prohíbe que el fabricante incluya ciertas frases publicitarias. Por ejemplo, no puedes decir que unos dónuts son «bajos en azúcar» o que unos yogures «te hacen más fuerte». Son las llamadas «declaraciones nutricionales» y «declaraciones de propiedades saludables».

Así las describe la AECOSAN (Agencia Española de Consumo, Seguridad Alimentaria y Nutrición):

Una declaración nutricional es cualquier declaración que afirme, sugiera o dé a entender que un alimento posee propiedades nutricionales benéficas específicas con motivo del aporte energético (que proporciona o no) o de los nutrientes u otras sustancias (que contiene o no) o que aporta en grado reducido o aumentado, como por ejemplo «light» y «fuente de fibra».

Una declaración de propiedades saludables es cualquier declaración que afirme, sugiera o dé a entender que existe alguna relación entre una categoría de alimentos, un alimento o uno de sus constituyentes, y la salud. Por ejemplo, «la vitamina C contribuye al funcionamiento normal del sistema inmunitario».

En el etiquetado o la publicidad solo pueden figurar aquellas declaraciones nutricionales y de propiedades saludables autorizadas de acuerdo con el Reglamento (CE) N.º 1924/2006. Si nos centramos en el azúcar, esta normativa nos ayuda a que no nos líen con mensajes confusos como «bajo en azúcar», «sin azúcar añadido» y similares. Los fabricantes pueden incluir de sus productos las siguientes declaraciones:

- **Bajo contenido de azúcares**
  Solamente podrá declararse que un producto posee un bajo contenido de azúcares si no contiene más de 5 g de azúcares por 100 g en el caso de los sólidos o 2,5 g de azúcares por 100 ml en el caso de los líquidos. Se tienen en cuenta tanto los azúcares añadidos como los propios de los alimentos. Por ejemplo, los zumos contienen azúcares propios de la fruta. Al tener más de 2,5 g por 100 ml, no es posible afirmar que son bajos en azúcares. Aunque no se trate de azúcar añadido.

- **Sin azúcares**
  Solamente podrá declararse que un producto no contiene azúcares si no contiene más de 0,5 g de azúcares por 100 g o 100 ml. De la misma forma, pueden ser añadidos o propios del alimento. Los productos que lleven edulcorantes, si no contienen azúcares, pueden usar esta declaración o alguna equivalente («sin azúcar», «cero azúcares» o simplemente «zero»). Este es el caso de un reconocido refresco

«cero». No tiene azúcares, pero sí edulcorantes. Es curioso saber que una de las preguntas que más recibo es: «¿Realmente un refresco «cero» no tiene azúcar?». Pues no tiene. Y si te preguntas: «¿Los edulcorantes son sanos?», te respondo en el capítulo dedicado a las alternativas al azúcar.

- **Sin azúcares añadidos**
  Solamente podrá declararse que no se han añadido azúcares a un alimento si no se ha añadido ningún monosacárido ni disacárido, ni ningún alimento utilizado por sus propiedades endulzantes. Si los azúcares están naturalmente presentes en los alimentos, en el etiquetado deberá figurar asimismo la siguiente indicación: «Contiene azúcares naturalmente presentes». En este caso, el alimento o producto puede llevar el azúcar propio de los ingredientes. Por ejemplo, en el caso de un yogur natural. Contiene lactosa, el azúcar de la leche, pero no le han añadido azúcar para hacerlo más dulce.

  Parece sencillo, ¿no? Pues no lo es tanto. Hay que tener cuidado con los engaños de los fabricantes. Me he encontrado etiquetas que declaran «sin azúcar añadido» y es un producto cargado de azúcar. Y además es azúcar añadido. ¿Dónde está la trampa? En lugar de añadir azúcar, añaden otros ingredientes altos en azúcar. Pasta de dátil, concentrado de frutas, mosto, etc. Es una forma de saltarse la norma. Si la leemos de nuevo, no se permite usar ningún alimento utilizado por sus propiedades endulzantes. El fabricante puede decir que usa la pasta de dátil para aportar fibra y sabor y no para endulzar. Y cuela.

Ahora puede que estés pensando: «¿Y qué tiene de malo la pasta de dátil?». Más adelante lo veremos.

Descifrando las etiquetas

Las etiquetas son las culpables del proyecto sinAzucar.org. Me propuse entender las de los productos que consumía a diario. Soy ingeniero, por lo que la tarea no debería resultar muy compleja. O eso creía yo hasta que me puse con una ensaladilla de cangrejo: ingredientes con nombres extraños como «dextrosa», uso de paréntesis anidados para agrupar subingredientes, porcentajes que no dicen la cantidad real de producto, información nutricional confusa... No entendía nada.

Decidí preguntar a mi nutricionista. Empecé con algo sencillo:

—¿Cuánto azúcar máximo debe tener un producto para que sea saludable?

—Depende...

Todo lo que me contó después no ayudó demasiado a resolver mi duda. Y seguí preguntando, leyendo y formándome. Decidí ayudar a las personas con las mismas inquietudes. Mostré en fotos el contenido del azúcar de los productos que tenía en mi cocina. La famosa ensaladilla de cangrejo tiene 11 terrones, por si te lo estás preguntando.

Cuando leas una etiqueta, te aconsejo que empieces por los ingredientes. Te detalla la lista de elementos que el fabricante ha usado para la preparación del producto. Y, además, están en el orden de la cantidad usada en su fabricación. En primer lugar se pone el ingrediente del que más cantidad contiene el producto. Seguidamente, el resto en orden de mayor a menor cantidad. Esto nos permite hacernos una idea rápida de la calidad del producto. Si encontramos el azúcar en las primeras posiciones de la lista, mejor desconfiar. Otra forma de verlo es a la inversa. Si el azúcar está en las últimas posiciones de la lista de ingredientes, es probable que tenga muy poca cantidad.

Veamos un ejemplo:

Producto A. Ingredientes: xxxxxxxx, **azúcar**, xxxxxxxx, xxxxxxxx, xxxxxxxx, xxxxxxxx y xxxxxxxx.

Producto B. Ingredientes: xxxxxxxx, xxxxxxxx, xxxxxxxx, xxxxxxxx, xxxxxxxx, **azúcar** y xxxxxxxx.

Por claridad, he ocultado los ingredientes con «xxxxxxxx» (excepto el azúcar). ¿Qué producto tiene menos azúcar? Con bastante seguridad, el segundo. En el producto A, el azúcar está al principio del listado. Tendrá bastante cantidad. En el producto B, el azúcar aparece al final del listado. Tendrá poca cantidad.

Podemos hacer lo mismo para cualquier otro ingrediente. Así podemos conocer cuáles son sus ingredientes principales. Si los primeros en la lista no son muy saludables, mejor evitar el producto. También te recomiendo que te fijes en el número de ingredientes. Si tiene pocos, lo habitual es que sea menos procesado y más saludable.

Por ejemplo, estos son los ingredientes de cierta variedad de bollería industrial. Se trata de una elaboración de unos prestigiosos chefs galardonados con varias estrellas Michelín: «Harina de trigo, agua, grasa vegetal (palma), azúcar, jarabe de glucosa y fructosa, grasas vegetales totalmente hidrogenadas (palmiste, palma), cacao desgrasado en polvo (1,8 %), huevo líquido, levadura, almidón de maíz, trigo y patata, leche entera en polvo, harina de soja, sal, emulgentes (lecitina de girasol, E492, E472c, E476, E475, E471, E481, E472e), nata en polvo, mantequilla concentrada, dextrosa, gluten de trigo, leche desnatada en polvo, estabilizantes (E412, E341), colorante (E471), aromas, aceite vegetal (girasol), manteca de cacao, acidulantes (E330, E334), espesantes (E460, E466), conservadores (E202, E200), suero de leche en polvo, especias (vainilla), agente de tratamiento de la harina (E300)».

Si no he contado mal, hay un total de cuarenta y cuatro ingredientes. Demasiados.

Y ahora mira los ingredientes de un hummus de supermercado: «Garbanzos, aceite de oliva virgen extra, tahini, zumo de limón, sal, ajo, especias».

Tan solo siete ingredientes. Eso me gusta más.

No siempre es tan sencillo. A veces cuesta identificar el azúcar. Se pueden usar otros tipos de azúcares (como en los dónuts anteriores se usaba jarabe de glucosa y fructosa o dextrosa). Además de hacer más difícil el encontrar el azúcar, nos puede engañar con la cantidad. Al usar varios tipos, cada uno de ellos tiene menos cantidad de lo que sería necesario si solo se usase uno. Eso significa que los encontraremos en mejor posición (más cerca del final) en la lista de ingredientes.

Este es un listado de algunos ingredientes que son equivalentes o contienen una gran cantidad de azúcar.

• Azúcar de caña
• Azúcar de coco
• Azúcar invertido
• Azúcar moreno
• Concentrado de fruta
• Dextrosa
• Fructosa
• Glucosa
• Jarabe de glucosa
• Jarabe de malta
• Jarabe de maíz
• Lactosa
• Melaza
• Miel
• Panela
• Sacarosa
• Sirope de agave
• Sirope de arce

¿Te extraña ver alguno en la lista? En el capítulo de alternativas al azúcar lo revisaremos.

Ahora sabemos que hay que revisar los ingredientes en primer lugar. ¿En qué nos fijaremos a continuación?

Información nutricional

En la parte trasera de la etiqueta se indican las calorías, cantidad de proteínas, hidratos de carbono, grasas y otros nutrientes del producto. Es lo que se denomina información nutricional. Casi siempre se muestra una tabla con los datos. En algunos productos, los fabricantes prefieren poner la información en un listado. Aunque tiene los mismos datos, esta forma es más difícil de leer.

Este es un ejemplo de una tabla de información nutricional:

Información nutricional	por 100 g
Valor energético	339 kJ
	81 kcal
Grasas	1,9 g
de las cuales saturadas	1,1 g
Hidratos de carbono	12,9 g
de los cuales azúcares	11,9 g
Fibra	0,0 g
Proteína	3,0 g
Sal	0,11 g

Aunque hay mucha información, nos vamos a centrar en el azúcar. Tenemos que fijarnos en la línea «de los cuales azúcares». A la derecha puedes ver los gramos de azúcar que contienen 100 g de producto. En el ejemplo, 100 g de producto contienen 11,9 g de azúcar. Podemos interpretar que el 11,9 % del producto es azúcar. Parece fácil, ¿no? Pues no lo es tanto. Hay varias posibles dificultades.

En primer lugar, con esta información no sabemos si el azúcar es añadido o forma parte de los azúcares intrínsecos de alguno de los ingredientes, por ejemplo, la fruta. En este apartado se incluyen todos los azúcares: los añadidos y los intrínsecos. No hay forma de averiguar si se trata de azúcares libres. Recordemos que está recomendado reducir el consumo de azúcar libre, aunque no pasa nada por consumir azúcar intrínseco. El azúcar libre es el que se añade como ingrediente. También es azúcar libre el que contienen el zumo y la miel, como vimos en los primeros capítulos. Los fabricantes podrían añadir esta información en la etiqueta. Como es opcional, prefieren no hacerlo. En algunos países, como en los Estados Unidos, es obligatorio diferenciar estos tipos de azúcares en la etiqueta.

¿Entonces qué hacemos? ¿Cómo podemos saber cuánto azúcar libre tiene el producto? Tenemos que leer la lista de ingredientes. Buscaremos si contiene azúcar añadido o algún ingrediente con azúcar libre, como el zumo o la miel. Y recuerda que nos pueden camuflar el azúcar con otros nombres. Si no lo encontramos, el producto no tendría azúcar libre. El azúcar indicado en la información nutricional sería intrínseco. No debemos preocuparnos. Este es el caso de un yogur natural. Sus ingredientes son leche y fermentos lácteos. No tiene azúcar añadido. ¿Y de dónde viene el azúcar que pone en la información nutricional? De la lactosa. El azúcar propio de la leche. Veamos los ingredientes de un refresco: agua carbonatada, azúcar y aromas. En este caso está claro. El azúcar detallado en la información nutricional proviene del azúcar añadido como ingrediente. Pero la vida (y los fabricantes) no siempre nos lo pone fácil. Muchas veces el azúcar total viene en parte de azúcar añadido y en parte de otros ingredientes. Por ejemplo, un batido de chocolate contiene leche y azúcar, entre otros ingredientes. Una parte del azúcar proviene de la leche, y otra, del azúcar añadido. En ese caso no podemos saber cuánto azúcar añadido o libre contiene el producto. Recomiendo en este caso comparar el producto con uno similar sin azúcar añadido. Por ejemplo, para saber cuánto azúcar contiene un yogur azucarado, lo compararemos con un yogur natural. Debemos mirar cuánto azúcar indica en la información nutricional del natural. Sabemos que es propio de la leche, ya que no encontramos el azúcar en la lista de ingredientes. Los yogures naturales contienen unos 4,3 g de azúcar por cada 100 g. Queremos saber cuánto azúcar añadido tiene un yogur azucarado. Restaremos esos 4,3 g del azúcar total que nos indique su información nutricional. Por ejemplo, si tiene 11,9 g en total, el yogur azucarado contiene 7,6 g de azúcar libre (resultado de 11,9-4,3). Como ves, no nos lo ponen muy fácil. Imagina que tenemos que hacer esto para cada producto que metemos en el carro de la compra.

Aquí no se terminan las dificultades. Prepara una calculadora porque nos va a hacer falta. La información nutricional nos dice el azúcar que contienen 100 g de producto sólido o 100 ml en el caso de los líquidos, pero esto puede llevarnos a engaño. Casi nunca consumimos una ración de 100 g/ml de producto. Dependerá del tamaño del envase y de lo que nos sirvamos. Una lata de refresco contiene 330 ml en su tamaño más común. Y lo habitual es consumirla entera. Por eso tenemos que hacer los cálculos del azúcar que contiene toda la lata, no solo fijarnos en el azúcar por cada 100 ml.

La cantidad de azúcar que consumimos es proporcional a la cantidad de producto. Aunque esto parece demasiado obvio, hay personas que piensan: «Como tiene poco azúcar, puedo comer más cantidad». Al final, el azúcar que consumimos depende del tamaño de la ración y del azúcar por 100 g.

¿Y cómo hacemos el cálculo? Debemos multiplicar la cantidad de producto que tomamos por el porcentaje de azúcar. Recordemos que viene indicado en la información nutricional. Vamos a verlo un poco más claro: una lata de cierto refresco contiene 330 ml y tiene un 10,6 % de azúcar. Calculamos: 330 x 10,6 %. Resultado: 34,98. Una lata de este refresco contiene 34,98 g de azúcar.

Esta cantidad total de azúcar es la que debemos tener en cuenta para ver si nos estamos pasando de las recomendaciones máximas diarias. La OMS nos aconseja consumir menos de 25 g diarios. Y con una lata de refresco ya nos estamos pasando.

Andar con una calculadora en el súper es un lío. Algunas *apps* pueden ayudar. En sinAzucar.org/calculadora puedes hacer los cálculos de forma rápida.

Con esto no terminan las dificultades que nos pone la industria. Cuidado con las manipulaciones de la información nutricional. En algunos productos podemos ver que el fabricante ha hecho los cálculos por nosotros. Para evitarnos el uso de calculadora, se nos dice la cantidad total de azúcar que tiene una ración. ¿Realmente es para facilitarnos la vida?

Ellos deciden el tamaño de ración usada para los cálculos. Si usan una ración pequeña, el resultado será más bajo. Aparentemente tendrá menos azúcar. Este truco lo pueden usar para manipularnos. Recuerda que, según los estudios de *neuromarketing*, solo tardamos 2,5 segundos en elegir un producto. La decisión de compra está influida por nuestro inconsciente.

A veces el tamaño de la ración roza el ridículo. Es el caso de una famosa bebida energética. Se vende en latas de 500 ml. ¿Y cuál es el tamaño de la ración según la etiqueta? 250 ml. Imagina: un adolescente compra en el súper una lata de esa bebida. Va al parque. Se toma la mitad y piensa: «Me guardo la otra mitad para mañana». No cuela.

Y seguimos con manipulaciones. Si el porcentaje del azúcar es escandaloso, el fabricante puede ocultarlo. Y es legal hacerlo. Es el caso de los cacaos en polvo. Contienen cerca de un 70 % y 75 % de azúcar. Demasiado. En lugar de poner esa información en la etiqueta, muestra la información nutricional de 100 ml de leche con una cantidad mínima de producto. Por ejemplo, uno de los cacaos solubles más vendido usa 7 g para sus cálculos. Y dicen en la información nutricional que contiene 9,1 g en lugar de 70 g. En ningún lado informa de que el 70 % del producto es azúcar.

Guía de compras

¿Recuerdas a Carmen? Ella pensaba que estaba haciendo una buena compra. Estaba manipulada por la publicidad y la presentación de los productos. Me hubiese gustado poder acompañarla en su visita al supermercado y explicarle cómo hacer mejores elecciones. Y a ti también si lo necesitas. Pero voy a hacer una cosa mejor. Darte información para que no necesites acompañante. Esta guía de compras te ayudará a elegir un buen producto sin caer en engaños.

Yogures
El mejor yogur que puedes comprar es el natural. Sin azúcar. Sin edulcorantes. Sin sabores. Revisa los ingredientes. Solo debe llevar leche y fermentos lácticos. No hay problema en que lleve leche en polvo o nata. Se usan para conseguir mejor textura.

Mira la información nutricional. El contenido en azúcar debe ser menor al 5 %. No te preocupes por ese azúcar. Se trata de la lactosa de la leche. Un yogur suele tener 4,3 g de lactosa por cada 100 g. Es azúcar intrínseco y no supone ningún problema para tu salud.

No te fíes del reclamo «0 %». Se puede usar en productos que tienen azúcar añadido. En algunos yogures se muestra un enorme 0 %. Debajo, en pequeño, se indica «MG». Esta sigla significa «materia grasa». Es decir, que es un yogur desnatado. Y generalmente suelen llevar azúcar o edulcorantes. Muchas personas, como nuestra amiga Carmen, compran estos yogures por error.

¿Y si dicen que son sin azúcar añadido? Revisa los ingredientes. Es bastante posible que hayan añadido edulcorantes. Ya te contaré más adelante qué problema tienen los edulcorantes.

Al empezar a tomar yogures naturales, sin endulzar, te resultarán ácidos. Es normal. Tienes el gusto alterado por los sabores dulces. Poco a poco te irás acostumbrando. Mientras tanto puedes añadir trocitos de fruta. Te resultará más dulce. En el caso de los peques puede costar un poco más, pero con paciencia seguro que lo consigues.

Batidos

La gran mayoría de los batidos industriales tienen azúcar o edulcorantes. Al ser un producto dulce, no es posible conseguir ese sabor sin estos ingredientes. Hay algunos batidos que contienen fruta. Parecen saludables, pero contienen gran cantidad de azúcar. Recuerda que el zumo o puré de fruta es una fuente de azúcar libre. Mejor evitarlos.

¿Qué alternativa tenemos? Lo mejor es hacer los batidos en casa con leche y fruta. Aunque también tendrán algo de azúcar libre, serán más saludables que los industriales. En cualquier caso, recuerda que el batido no es un alimento indispensable.

Leche

Ninguna leche puede llevar azúcar añadido. La normativa vigente no lo permite. El azúcar que puedes ver en la información nutricional corresponde a la lactosa, por lo que no debes preocuparte.

Las leches «sin lactosa» contienen la misma cantidad de azúcar que las normales. Para eliminar la lactosa, se le añade lactasa. Es una enzima que descompone la molécula de lactosa en otros azúcares: glucosa y galactosa. De esta forma, las personas que tienen intolerancia pueden digerirla mejor. No se trata de una leche con menos azúcares, sino con los mismos en diferentes moléculas. Si no tienes intolerancia a la lactosa, el consumo de este tipo de leche no supone ningún beneficio para la salud.

Bebidas vegetales

Existen en el súper muchas bebidas vegetales. Muchas llevan azúcar añadido para conseguir un ligero toque dulce. Las que indican «sin azúcar añadido» pueden tener edulcorantes. La mejor forma de saberlo es mirar los ingredientes.

En el caso de las bebidas de avena, lo normal es que no lleven azúcar añadido. Pero aquí hay trampa. Para conseguir el sabor dulce, la mayoría de los fabricantes someten la bebida a un proceso denominado «hidrolización». Se le añaden enzimas para transformar los hidratos de carbonos complejos en azúcares simples. Se liberan azúcares. De esta forma, se consiguen cerca de 5 g de azúcar por cada 100 ml. En cada vaso de esta bebida estarás consumiendo 3 terrones de azúcar. Puedes encontrar alguna excepción. Para estar seguro, revisa la información nutricional y los ingredientes.

Pan

El pan tradicional no lleva azúcar. Los de mayor calidad los puedes encontrar en las panaderías clásicas. Lo mejor es que busques panes de masa madre y de harina 100 % integral. En el súper se complica la búsqueda. La mayoría de los panes industriales son altos en harinas refinadas e incorporan azúcar entre sus ingredientes. Con eso se consiguen fermentaciones más cortas, mejor textura en la miga, color en la corteza, sabor más dulce y mayor conservación. Todo esto hace que sea complicado encontrar un pan envasado que no lleve azúcar. Por suerte, la cantidad que se le añade generalmente no es muy alta. Aun así, mejor evitarlos.

Tomate frito

No hay duda de que el tomate frito casero es la mejor opción. Pero hay que reconocer que no todo el mundo está dispuesto a hacerlo en casa. En el súper hay decenas de marcas. Y casi todas llevan azúcar añadido. Incluso cocinándolo en casa es habitual agregar algo de azúcar para reducir la acidez.

Para ser prácticos, vamos a fijarnos en los azúcares indicados en la información nutricional. Son aceptables aquellos que tengan menos de un 5 % de azúcar total. Hay que tener en cuenta que parte de ese azúcar es propio del tomate. Y si revisas los ingredientes, lo ideal es que contenga aceite de oliva virgen extra.

Cereales de desayuno

¿Recuerdas la última vez que estuviste eligiendo cereales? Es una locura. Un enorme pasillo con decenas de cajas que parece que están diciendo: «Elígeme a mí». No debemos fiarnos de las apariencias. Los envases están llenos de reclamos que muchas veces resultan engañosos. Al final puedes llevarte un producto que aparenta ser saludable pero que está cargado de azúcar.

¿Y en qué debemos fijarnos? Debemos buscar productos poco procesados e integrales. Y que se reconozcan los ingredientes al ver el producto. Por ejemplo, los mueslis o granolas son una buena opción. Aunque hay que tener cuidado. Algunos tienen azúcar añadido. Otros usan pasta de dátil para endulzar, que también es alta en azúcar.

Los copos de avena son una buena opción. Son granos molidos sin ningún otro ingrediente. No son aptos para todos los paladares. Si estás acostumbrado a los cereales ultraprocesados, estos te sabrán a cartón. ¿Y cómo los comemos? Simplemente añádelos a la leche. También puedes hacer unas gachas o *porridge*. Mezcla los copos de avena con leche o bebida vegetal. Cocina a fuego lento durante unos minutos. Deja enfriar y añade frutos secos, fruta fresca, pasas, canela... También lo puedes guardar en la nevera y consumir frío. Si esto te parece complicado y buscas una opción un poco más sabrosa, puedes comprar copos de maíz, los clásicos *corn flakes*. Los hay de varias marcas sin azúcar añadido. En resumen: no te dejes convencer ni por las vitaminas añadidas ni por la imagen asociada al *fitness* y a las figuras esbeltas. Los ingredientes no engañan.

Cacao en polvo

Hace tiempo escuché a un nutricionista decir que el cacao soluble más vendido es azúcar pintado de marrón. Y no está demasiado lejos de la realidad. Por cada 4 cucharadas de producto, 3 son de azúcar y 1 de cacao. Y otras marcas tampoco son mejores. La competencia tiene un 75 % de azúcar. Algunas marcas blancas contienen un 80 % de azúcar. A lo mejor por eso las llaman «blancas».

Cuando cuento esto, siempre hay alguien que me pregunta por el que toman en su casa. La mayoría de las veces les doy malas noticias. Muchos de los cacaos solubles 'sin azúcar' están cargados de edulcorantes. Y en alguno de los casos gran parte del bote es maltodextrina. Puede que en este punto te hayas levantado a leer los ingredientes del que tú consumes. Espero que no sea tu caso, pero, si descubres maltodextrina, deberías saber que es una harina ultraprocesada que está muy cerca de los azúcares. Mejor evitarla.

El equipo de *marketing* intenta convencernos de que estos productos son una buena opción. Uno de los mayores fabricantes lo intenta con un un nuevo cacao soluble. Lo llaman «All Natural» (como si natural significase sano). Y en el envase nos informan: «Lleva cacao de África Occidental», ¿alguien sabe si eso es bueno? «Con azúcar moreno de caña integral tropical», ¡toma ya! Tan poco sano como el normal, como veremos más adelante. Lo que se les olvida mencionar es que el 63 % es azúcar. Esto es una guía de compras, así que voy a darte una alternativa: el cacao puro en polvo. Es fácil de encontrar en la mayoría de los súper. Solo tiene un ingrediente: cacao desgrasado. Es mucho más amargo que los cacaos solubles comerciales, por lo que tendrás que adaptarte al sabor. Puedes utilizar edulcorantes mientras te adaptas. Redúcelos poco a poco. También puedes mezclar el cacao puro con los restos del cacao soluble que quieres sustituir.

En una ocasión hice esta misma recomendación. La conversación fue algo así:

—¿Qué me recomiendas en lugar del cacao soluble?

—Cacao puro y edulcorante.

—Pero eso es «químico».

—Como todo. Si no quieres, no eches edulcorante.

—Pero está muy amargo.

—Pues no le eches cacao. Toma la leche sola.

—No me gusta la leche.

—Pues no la tomes.

—Pero yo quiero un vaso de mi cacao con grumitos.

¿Te sientes identificado?

Chocolate

Hace tiempo estaba haciendo la compra semanal y me entró antojo de chocolate. Me encontré con demasiadas opciones y poco tiempo para elegir. Compré la que pensaba que era más sana. Una tableta de chocolate puro. Y aquí es donde cometí el fallo. Me dejé engañar por uno de los trucos del *marketing*. Casi la mitad de la tableta era azúcar. ¿Cómo era posible? En la etiqueta dice que es chocolate puro. Y no engañan. El chocolate es azúcar + cacao. Así que «puro», en este caso, significa sin leche. Tampoco te fíes de los chocolates que dicen ser «negros». No significa que tengan mucho cacao o poco azúcar. He visto chocolates «negros» con más del 50 % de azúcar.

La mejor forma de acertar es fijarse en el porcentaje de cacao. Cuanto más cacao, menos azúcar, así de simple. Por lo general recomiendo comprar chocolate con un 80 % de cacao o superior. ¿Y qué pasa con el azúcar? Lo habitual es que el resto de la tableta sea azúcar. Por ejemplo, un chocolate con 85 % cacao tiene un 15 % de azúcar. Si no nos pasamos con el consumo, no debería suponer un problema. Un par de onzas contienen unos 3 g de azúcar, lo que es aceptable.

Pero cuidado con los chocolates rellenos. No te puedes fiar del porcentaje de cacao que indica en la etiqueta. Compras una tableta de 80 % cacao, pensado que es más saludable, y resulta que la mitad es azúcar. ¿Dónde está la trampa? En este caso, el porcentaje de cacao se refiere al exterior de la tableta. El relleno no está incluido y ¡sorpresa! Tiene mucho más azúcar de lo que esperas. Así que, la próxima vez que veas bombones de chocolate negro 80 % cacao, sospecha.

Bollería/galletas

A estas alturas no descubro nada nuevo si te digo que la bollería no es saludable, así que me ahorro esa parte. No vas a encontrar en el supermercado una opción decente. Si te das un paseo por el pasillo de las galletas, verás que hay decenas de productos que aparentan ser mejores que el resto. Con fibra, sin azúcar, con omega 3, etc. Si echamos un vistazo a los ingredientes, verás que la base es la misma: harina refinada, aceite o grasa de baja calidad y azúcares/edulcorantes. En cualquiera de los casos, estás tomando un producto innecesario que no beneficia tu salud.

Llegados a este punto, hay muchas personas que me preguntan: «¿Cuál es la opción menos mala?». Y mi respuesta es siempre la misma: las galletas y la bollería deberían ser productos de consumo excepcional. No es saludable consumirlas con mucha frecuencia. Si te tomas de vez en cuando unas galletas, te consejo que comas las que más te gusten. Disfruta de su consumo sin culpabilidad. No hay mucha diferencia entre las opciones que aparentan ser sanas respecto a las tradicionales.

Zumos

Como ya vimos en los primeros capítulos, el zumo de fruta contiene azúcar libre. Todos. Incluso los que exprimimos en casa. El azúcar natural de la fruta, al exprimirla, se libera de la fibra y pasa a estar libre en el zumo. Se asimila mucho más rápido y puede llegar a provocar problemas metabólicos si no se controla su consumo. Es mejor consumir la fruta fresca, sin exprimir. Mejor no comprar zumo en los súper, incluso si está recién exprimido. Si tienes una botella en la nevera, es probable que consumas con mayor frecuencia. Si un día especial te apetece zumo, lo mejor es que te lo exprimas en casa. Seguirá teniendo azúcar libre, pero por lo menos tendrás que prepararlo. Eso puede hacer que lo consumas en menor cantidad.

Volvamos al súper. Si te fijas, en ningún brik de zumo pone «sin azúcar añadido», aunque no lo lleve. La legislación no lo permite para evitar confusiones. Algún fabricante utiliza la picaresca para poder saltarse esta norma. Este es el caso de un reconocido fabricante de zumos. El departamento de *marketing* pensó que era bueno poner en el envase mensajes como «sin azúcar añadido», «sin colorantes» y «sin conservantes». De esta forma se diferenciaría de la competencia, ya que la normativa no les permite poner a los zumos estos mensajes. ¿Cómo saltarse esa norma? Añadiendo a su zumo una gota de agua. Literal. Al añadir agua, aunque sea una pizca, ya no se considera un zumo. Es una bebida refrescante que contiene un 99,99 % zumo y 0,01 % agua. Puesto que no es un zumo, la norma no se aplica y los de *marketing* pueden usar todos esos mensajes en el envase. ¿Y cómo han llamado al producto? Zumo 100 % Free. Unos genios.

Refrescos

Hace un tiempo desarrollé una *app* para identificar el azúcar de los productos del súper. Con el móvil escaneabas el código de barras y te mostraba en pantalla los terrones de azúcar que contenía. Fue muy bien acogida por los usuarios y como resultado se escanearon miles y miles de códigos de barras. Tras un año de uso analicé las estadísticas para conocer qué producto era el más consultado. Debería de ser un producto dudoso. Quizás unas galletas, unos cereales, una mermelada, o un zumo... ¿Cuál fue el producto más escaneado? Un refresco cero azúcar. Los usuarios de la *app* querían saber si realmente tenía azúcar o no. Poco se fían del «sin azúcar» incluido en la lata.

Es una de las dudas habituales. Por extraño que parezca, hay muchas personas que no se fían de los fabricantes. ¿Los refrescos «sin azúcar» tienen azúcar? No. En lugar de azúcar, se usan edulcorantes para obtener el sabor dulce. Por ejemplo, en el refresco sin azúcar más consumido se usan ciclamato sódico, acesulfamo K y aspartamo.

La duda que surge es la siguiente: «¿Es mejor un refresco con edulcorantes?».

Antes de responder, vamos a analizar los refrescos normales. Cada vez que te bebes una lata de refresco, estás consumiendo 35 g de azúcar, el equivalente a 8,7 terrones. Recordemos que el máximo diario debería ser 25 g, según la OMS. Una botella de medio litro contiene 13,25 terrones (OMS: máximo 6 terrones al día). Un vaso gigante de una cadena de comida rápida contiene 79,5 g de azúcar. Y si encima es *refill*, puedes imaginarte el «chute» de azúcar que recibes.

Está demostrado[17] que el consumo de bebidas azucaradas contribuye de manera significativa al aumento de sobrepeso y obesidad. Otro estudio[18] concluye que los que consumen 1 o 2 refrescos azucarados al día tienen un 26 % más de riesgo de sufrir diabetes de tipo 2. Decenas de estudios similares llegan a las mismas conclusiones. Con este panorama, todo lo que sea evitar el consumo de refrescos azucarados es bienvenido. Como veremos más adelante, el consumo de edulcorantes tiene sus inconvenientes. Aun así, si vamos a tomar un refresco, es mejor que sea edulcorado. Podemos dejar su consumo para fuera de casa. Si estás en una terraza y te apetece un refresco, mejor que sea edulcorado. Desde luego que hay mejores opciones, como un café, una infusión o simplemente agua, pero no pasa nada si de vez en cuando te pides una bebida con edulcorantes.

Y como no podía ser de otra forma, también aquí los fabricantes juegan al despiste. En el súper puedes encontrar un refresco de té fabricado por una notable empresa de tónica. En la etiqueta se destaca un gran «sin edulcorantes». Podemos pensar que es una buena opción… hasta que leemos los ingredientes: tiene 4 terrones de azúcar por cada botellita.

Bebidas energéticas

Siete de cada diez adolescentes consumen bebidas energéticas de manera habitual.[19] Sorprende aún más saber que uno de cada cinco niños menores de 10 años también son consumidores de estas bebidas. Los principales ingredientes de una bebida energética son la cafeína y el azúcar. Una lata de 500 ml contiene el equivalente a 3 cafés y 18 terrones de azúcar.

No es de extrañar el caso del joven de 21 años que terminó 58 días hospitalizado[20] por el consumo diario de bebidas energéticas. Sufrió una insuficiencia cardíaca. Todavía no sabemos mucho sobre los perjuicios de estas bebidas. Los expertos recomiendan tener mucha precaución, ya que parece que tienen efectos sobre el corazón y la tensión arterial. ¿Y las versiones sin azúcar? También presentan los mismos problemas. La cafeína y el resto de estimulantes siguen estando presentes, así que mejor olvidarte de ellas para el consumo habitual.

Mermeladas

Las mermeladas tradicionales contienen la misma cantidad de fruta que de azúcar. Por cada dos cucharas de mermelada, estás comiendo una de azúcar.

Desde hace un tiempo, puedes encontrar algunas alternativas que aparentan ser más sanas, aunque aquí también encontramos algunas manipulaciones. Una marca de productos alimenticios tiene una mermelada que indica en el envase que es «Zero». Muchas personas asociarán «Zero» a «sin azúcar», como en los refrescos, pero la mitad del envase es azúcar. En este caso es una pequeña trampa de los diseñadores del envase. En letra pequeña indican que se refieren a azúcares refinados. En su lugar han usado mosto para endulzar. Recordemos que la OMS considera el mosto una fuente de azúcares libres.

No es un caso único en el súper. Revisando la estantería de las mermeladas, llama la atención una en la que se indica «Diet» y que es «apta para diabéticos». Otro truco de los de *marketing*. Tiene un 52 % de azúcar. La única diferencia con el resto es que usa fructosa para endulzar. Y es un azúcar que también debemos evitar. Puede provocar los mismos problemas de salud que el resto de los azúcares.

Según el fabricante de otra mermelada trampa, se trata de «fruta para untar». El pequeño detalle que se les olvida decir es que añaden azúcar, y no poco. Pero como usan fructosa, pueden decir que el producto es «pura fruta».

Hay que reconocer la creatividad de los diseñadores de etiquetas. Muchas veces retorcida. No muy lejos de las mermeladas puedes encontrar un bote de sirope de fresa de una marca de confituras conocida. Se destaca un enorme «0 %» en el envase. ¿Cuánto azúcar tiene? El 75 %. De cada cuatro cucharadas de sirope, tres son de azúcar. ¿Y dónde está el truco? Debajo del gran «0 %» incluyen una minúscula aclaración: se refieren a «0 % goteo». En lugar de decir «envase antigoteo», o «no gotea» o similar, prefieren utilizar esta picardía. Y si cuela, una venta que se llevan.

Y si te preguntas: «¿Qué mermelada compro?», te recomiendo que consumas la que más te guste. Aunque tenga azúcar. Para la mayoría de las ocasiones, por ejemplo, en la tostada, una cucharadita pequeña suele ser suficiente. Como la cantidad es pequeña, consumes poco azúcar (3 g por cucharadita). No merece la pena consumir mermeladas con edulcorantes.

Alimentos salados

«Hasta el *sushi* tiene azúcar y este hombre te lo demuestra». Así se titulaba la entrevista[21] que me hicieron hace un tiempo para *El Español*. El periodista podría haber destacado cualquiera de los cientos de productos que he analizado, pero se quedó con uno salado. Sorprende encontrar azúcar en alimentos que no son dulces. En el caso del *sushi*, el azúcar se encuentra en el aliño que se añade al arroz antes de darle forma: agua, vinagre de arroz y azúcar.

Estamos tan acostumbrados a consumir alimentos dulces que tenemos alterado el umbral del dulzor. Aunque el producto sea ligeramente dulce, no lo percibimos. Hay muchas personas que necesitan que el alimento tenga mucho azúcar para que le sepa dulce. Por el contrario, si no consumimos muchos productos con azúcar o edulcorantes, seremos capaces de sentir el sabor dulce con más intensidad.

Durante muchos años, uno de mis platos favoritos eran las costillas a la barbacoa que sirve una famosa cadena de comida americana. Después de eliminar casi todo el azúcar de mi alimentación, volví a pasarme por el restaurante para disfrutar de las costillas. Tras probarlas, descubrí lo empalagosas que eran. Había recuperado la capacidad de notar los sabores dulces. Por cierto, ¿sabéis cuánto azúcar tienen las famosas costillas? Tienen 20 terrones cada ración.

Con los productos salados del supermercado pasa lo mismo. Muchas personas no detectan su sabor dulce a pesar de tener bastante azúcar. Por ejemplo, hay una ensaladilla de cangrejo que está disponible en varios supermercados y contiene 11 terrones de azúcar por envase de 450 g. Y puede que te sorprenda la cantidad de carne de cangrejo: 0,04 %. Con un cangrejo pueden hacer 10 000 kg de ensaladilla. Hay demasiados productos salados con azúcar añadido: salchichón, pizzas, platos preparados, conservas, salsas, etc. La mayoría son ultraprocesados y no aportan nada a tu salud. Lo mejor es evitar estos productos, pero, si quieres consumirlos ocasionalmente, lo mejor es que revises los ingredientes y la información nutricional. Un buen criterio para guiarse: no compres aquellos productos que tengan azúcar añadido en los ingredientes y que superen el 5 % de azúcares en la información nutricional.

Dulce compra

¿Recuerdas a nuestra amiga Carmen? La compra que hizo estaba llena de sorpresas. Pero no era su culpa. Estaba manipulada por los fabricantes. Mediante el *neuromarketing* son capaces de influir en nuestras decisiones y llevarnos a creer que estamos haciendo buenas elecciones. Así que la próxima vez que hagas la compra, presta atención a este tipo de trucos. Es complicado estar alerta en todo momento. Siempre habrá un día que hagas la compra con prisas o sin prestar mucha atención. Carmen somos todos.

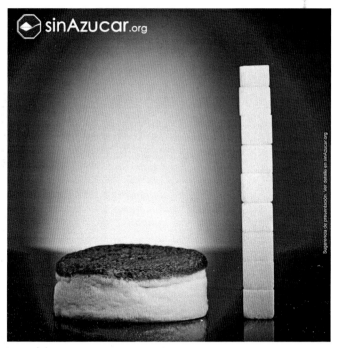

TARTA DE QUESO. Una porción de 200 g
contiene 33,2 g de azúcar, equivalente a 8,3 terrones.

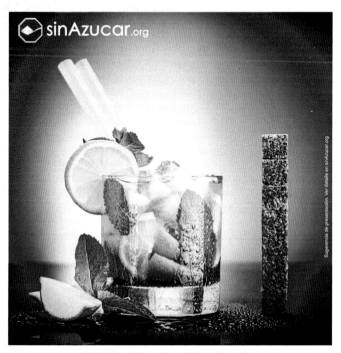

MOJITO. Contiene 28 g de azúcar,
equivalente a 7 terrones.

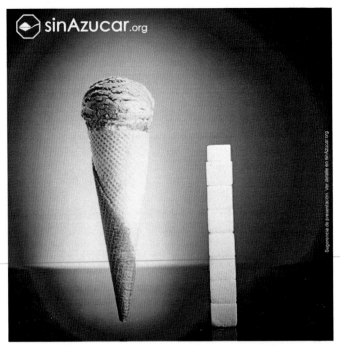

CONO DE HELADO. Un cono de 120 g
contiene 30 g de azúcar, equivalente a 7,5 terrones.

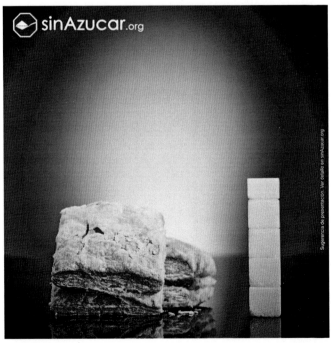

MIGUELITOS DE LA RODA. Dos de estos rellenos de chocolate
blanco contienen 18 g de azúcar, equivalente a 4,5 terrones.

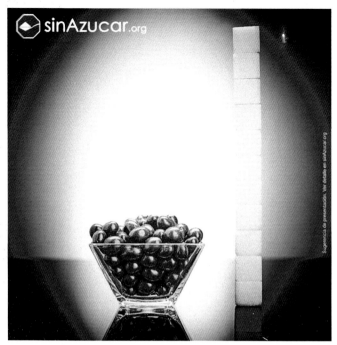

CACAHUETES CUBIERTOS DE CHOCOLATE. 100 g contienen 43,7 g de azúcar, equivalente a 10,92 terrones.

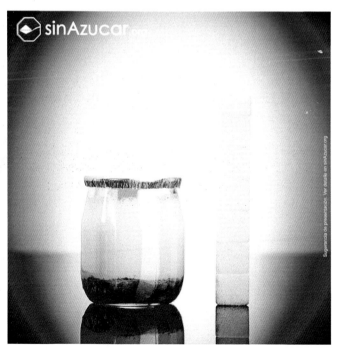

YOGUR NATURAL CON MERMELADA DE FRESAS. Este yogur (125 g) contiene 26 g de azúcar, equivalente a 6,5 terrones.

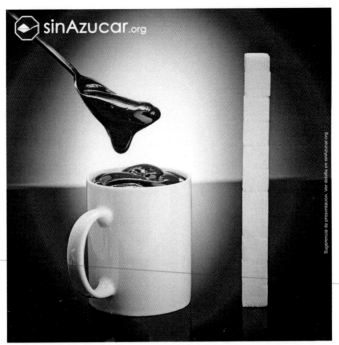

CHOCOLATE A LA TAZA. Una taza (250 ml)
contiene 43 g de azúcar, equivalente a 10,75 terrones.

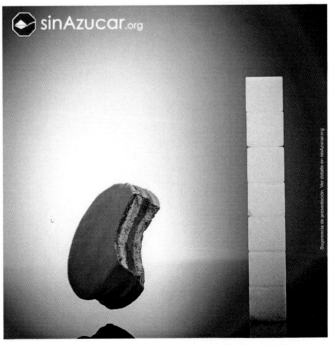

ALFAJOR. Un alfajor de dulce de leche (50 g)
contiene 27,5 g de azúcar, equivalente a 6,9 terrones.

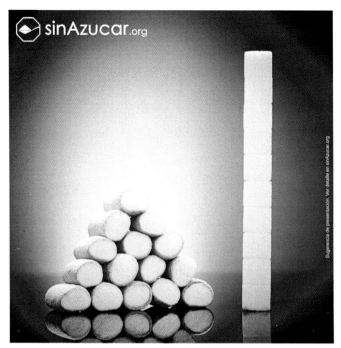

NUBES – *MARSHMALLOW*. 60 g contienen 41,4 g de azúcar, equivalente a más de diez terrones.

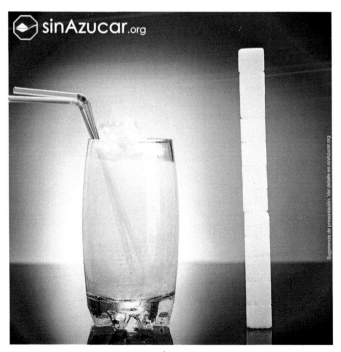

GRANIZADO DE LIMÓN. Un granizado (260 ml) tiene 48,6 g de azúcar, equivalente a 12 terrones.

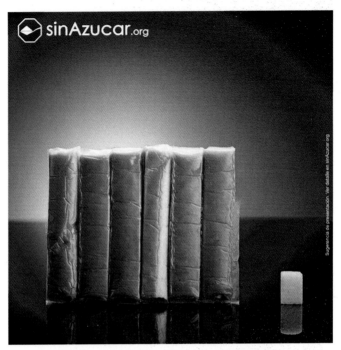

PALITOS DE CANGREJO. Seis palitos
tienen 3,4 g de azúcar, equivalente a 0,85 terrones.

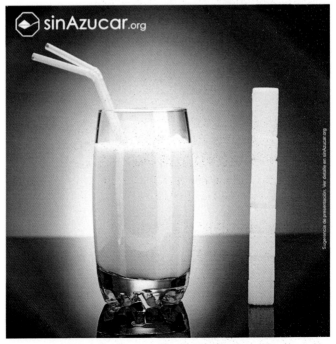

HORCHATA. Un vaso (300 ml) contiene
36 g de azúcares, equivalente a 9 terrones.

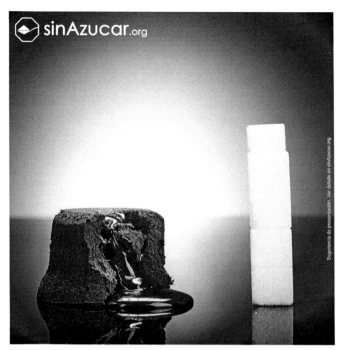

COULANT DE CHOCOLATE. Un *coulant* de 90 g tiene 18,9 g de azúcares, equivalente a 4,7 terrones.

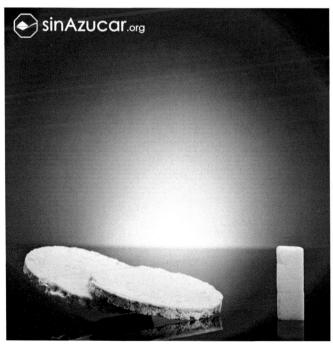

TORTITAS DE ARROZ Y YOGUR. Dos tortitas (33 g) tienen 10,2 g de azúcar, equivalente a 2,55 terrones.

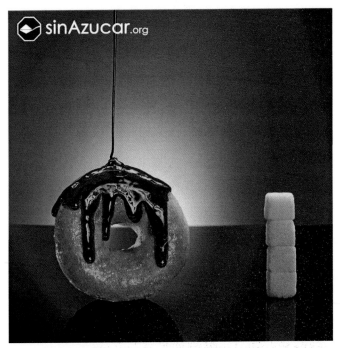

DÓNUTS DE CHOCOLATE. Un dónut contiene
16 g de azúcar, equivalente a 4 terrones.

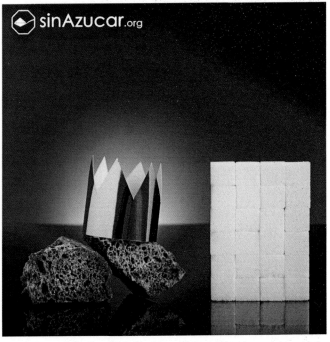

CARBÓN DULCE. 100 g tienen 96 g de azúcar,
equivalente a 24 terrones.

4.
Azúcar en los niños

Cuando todavía no has nacido, todo es muy extraño. Dentro de la tripa de mamá, a oscuras, solo sientes su corazón, el sonido de su respiración y los pocos ruidos que logran pasar del exterior. En el caso de mi hija, todas las noches, durante meses, escuchaba la misma canción: *Adelita*. Confieso que no canto muy bien, pero a diario me esforzaba por no desafinar mientras cantaba a la tripita de la mamá. Y llegó el día. Se hizo la luz. Lo primero que buscó la peque fue el pecho de su madre. Tan solo llevaba unos minutos en este mundo y ya sabía lo fundamental: alimentarse. Pero, para mi sorpresa, también conocía algo más. En mitad de la primera toma, al oír mi voz, paró de mamar, me buscó con la cabeza y, hasta que no callé, no continuó. «Así que este es el que me ha estado torturando con la cancioncita», podría pensar... si fuese capaz de hacer algo diferente a tomar teta.

Embarazo

Durante los últimos meses del embarazo, los bebés son capaces de percibir el mundo exterior. Está demostrado que las experiencias a las que están expuestos les pueden condicionar en el futuro. Cruzo los dedos para que la canción *Adelita* no afecte al desarrollo de mi hija. Aunque, ahora que lo pienso, puede que se esté vengando cada noche al no dejarnos dormir.

Desde hace años los científicos se preguntan si la alimentación de la madre afecta a su futuro hijo. En el año 2007 intentaron contestar a esa cuestión mediante un estudio[22] en roedores. Stephanie Bayol y su equipo del Royal Veterinary College de Londres alimentaron a un grupo de ratas embarazadas con dos dietas diferentes. Al primer grupo le dieron la dieta habitual y al segundo, un montón de comida basura: dónuts, patatas fritas, gominolas, etc. Las crías de las ratas alimentadas con comida basura tenían el 95 % más de probabilidades de comer en exceso (y estar más gordas) que aquellas alimentadas con la comida normal.

Por razones éticas no se puede reproducir este experimento en humanos, aunque otros estudios observaron resultados similares al estudiar el peso ganado por las madres durante el embarazo. El estudio[23] de la Harvard Medical School descubrió que los hijos de mujeres que ganaban excesivo peso durante el embarazo tenían cuatro veces más posibilidades de sufrir sobrepeso durante la infancia que los hijos de madres que ganaban el peso adecuado. Las madres que peor comían durante el embarazo daban a luz a hijos que desarrollarían problemas de peso. La predilección por una comida saludable se pasa de madres a hijos desde la gestación. Al igual que la canción *Adelita*, en el útero también se perciben ciertos sabores y aromas a través del líquido amniótico. El feto es capaz de percibir sensaciones olfativas y gustativas al estar en contacto con el líquido que lo rodea. De esta forma, la dieta de la madre programa el cerebro del futuro bebé. Cuando nazca, el bebé apreciará mejor los sabores de los alimentos que su madre consumía durante el embarazo.[24]

Lactancia

De igual forma, la leche materna también permite al bebé saborear los aromas de algunos de los alimentos que su madre consume. La lactancia permite habituar al bebé a los sabores que más adelante se encontrará en su dieta.

Los recién nacidos muestran una atracción natural por los sabores dulces. La leche materna es rica en lactosa, un azúcar simple. La predilección de los bebés por este sabor es un mecanismo instintivo que contribuye a su supervivencia. Si a un recién nacido se le da a probar una solución de agua con azúcares, se detectan relajación facial, movimientos de succión y, a veces, sonrisas.

En contraste con los sabores dulces, el sabor amargo no les gusta a los bebés. Este rechazo está relacionado con una protección ante ciertos productos tóxicos. En la naturaleza, el sabor amargo suele estar presente en alimentos con sustancias que podrían perjudicar a los más pequeños. Cuando se inicia la alimentación complementaria, sobre el sexto mes de vida del bebé, puede que no acepte los nuevos sabores. En especial las verduras, que son un poco más amargas. Según varios estudios, los niños requieren probar de ocho a diez veces un nuevo alimento antes de aceptarlo. Así que no desesperes si tu hijo rechaza el brócoli cuando lo pruebe.

Pero antes de tratar la alimentación complementaria, vamos a repasar la lactancia. Todos los profesionales de la salud infantil están de acuerdo: durante sus primeros seis meses de vida el niño solo debería tomar leche materna. Para las mamás que no puedan dar pecho o decidan no hacerlo, el niño deberá alimentarse de leche de fórmula. Sin duda, la lactancia materna es superior a la alimentación con leches infantiles. La lactancia materna ayuda a defenderse de las infecciones, prevenir alergias y proteger contra ciertas enfermedades.

En el caso de que sea necesario recurrir a leches de fórmula, puede surgirte la duda: «¿Qué marca elijo?». En el mercado hay mil opciones y quieres saber cuál es la mejor para tu hijo. Los fabricantes de este tipo de leches intentan imitar al máximo la leche humana. Esto tiene una seria dificultad: la leche materna es cambiante. A lo largo del día presenta diferente composición. Incluso en la misma toma, al final tiene más grasa. Además, se va adaptando a las necesidades del niño según va creciendo. Por eso no hay una formulación ideal y existen variaciones en función de la marca y el tipo de leche de fórmula.

Algunas veces me han pedido que recomiende una leche de fórmula que no contenga azúcar. Unos padres habían revisado la etiqueta de la leche que dan a su hijo y se asustaron. Según la información nutricional, el 58 % del producto era azúcar. Les tuve que aclarar que la leche que su hijo consumía no tenía ningún problema. En algunas leches de fórmula se muestra la información nutricional de cada 100 g de producto. Si nos fijamos en la cantidad de azúcares, veremos que más de la mitad es azúcar. No hay que alarmarse. Cuando haces la mezcla de la leche en polvo con agua, según las proporciones que el fabricante indica, el resultado contiene una pequeña cantidad de azúcares. Este valor es similar al presente en la leche materna. Dicho de otra forma, si eliminamos el agua de la leche humana, tendría esa elevada cantidad de azúcares. Es mejor fijarse en los azúcares que contienen 100 ml de leche reconstituida. Debería estar entre 7 y 7,8 g por cada 100 ml. Estos valores son los recomendados para leches de tipo 1, es decir, las destinadas a bebés de 0 a 6 meses. Para las leches de continuación, de tipo 2, los azúcares suelen estar en torno a los 8 g los 100 ml.

Puedes revisar los ingredientes de la leche de fórmula que uses. Debería contener lactosa como azúcar principal. Otros azúcares, como la sacarosa o la glucosa, solo podrán usarse en leches especiales elaboradas a partir de hidrolizados de proteínas. Estas leches se utilizan en niños que presentan algún tipo de intolerancia o alergia a las leches de fórmula tradicionales.

Por suerte, en España se cumple la normativa que rige la composición de las leches de fórmula. Este es el resultado del estudio[25] del Institut d'Investigació Sanitària Pere Virgili (IISPV). Se analizaron 31 leches infantiles y todas ellas estaban bien formuladas, al menos en lo relativo a la energía y los macronutrientes, incluidos los azúcares.

Alimentación complementaria

No hace mucho de la visita a la pediatra que cambió la alimentación de mi hija. Un día, sin darte casi cuenta, la pequeña ya no lo es tanto. Cumple medio año de vida. En la revisión de los 6 meses, tras confirmar que todo va según lo previsto, y a punto de dar por cerrada la visita, la pediatra nos cuenta, casi de pasada, lo que serán los nuevos alimentos de la peque. Con gran optimismo por mi parte, pensé que nos iba a dar un librito... O al menos un folleto con las nuevas pautas. Nada. Ni siquiera una hoja fotocopiada. En menos de tres minutos nos explica en qué consiste la alimentación complementaria. Tomamos nota. Y salimos con más dudas que con las que entramos. Hay algo que sí nos quedó claro: nada de azúcar ni sal en el primer año de vida. Esa parte es fácil. O eso creíamos.

Muchos de los alimentos comerciales para bebés contienen azúcar libre. ¿Sorprendido? No es una exageración. Hasta la OMS nos advierte de esto en un documento[26] publicado en 2019. Tras analizar 7955 alimentos y bebidas dirigidas a niños de entre 6 y 36 meses, llegaron a la conclusión de que muchos de ellos contenían una gran cantidad de azúcar. La mitad de los productos comercializados no eran adecuados. Más del 30 % de sus calorías provenían del azúcar. Y, en muchos casos, se trataba de azúcar añadido. Uno de cada tres productos usaba para endulzar azúcar, zumos concentrados o edulcorantes. Estos ingredientes no deben ser usados en los alimentos dirigidos a niños de estas edades. También se usaron algunos sabores que no deben estar presentes en su dieta (miel, chocolate o *stracciatella*). Aunque los alimentos que contienen azúcares de forma natural, como frutas y verduras, son apropiados para bebés y niños pequeños, preocupan los altos niveles detectados en los productos comerciales.

Si tienes un hijo en esta edad, supongo que te interesa conocer dónde está el azúcar. En el caso de que prepares sus comidas en casa con ingredientes naturales, no deberías preocuparte. Eso sí, resiste a la tentación de hacer caso a algunas abuelas que insisten en agregar galletas al puré de fruta (esto va por ti, mamá). Y nada de miel ni zumos. Además de azúcar, la miel puede contener esporas de una bacteria llamada *Clostridium botulinum*. En el intestino del bebé liberan una toxina que le puede provocar botulismo, una grave enfermedad.

En algunos potitos puede haber cantidades excesivas de azúcar, aunque no lo encuentres entre los ingredientes.

Como vimos en anteriores capítulos, cuando se trituran las frutas y las verduras, se rompen las estructuras que contienen su azúcar intrínseco. Esto hace que se libere el azúcar. Además, el procesado de los potitos puede incrementar la concentración de azúcares mediante el uso de calor. Esto hace que el alimento esté más dulce y sea bien tolerado por los niños. Por ejemplo, en cualquier súper puedes encontrar el potito de frutas y galleta de una reconocida marca en cuyo envase presumen de contener «ingredientes 100 % naturales» y de ser «sin azúcar añadido». ¿Y qué dice la información nutricional? Tiene un 13 % de azúcares, lo que significa que hay casi 6 terrones en cada potito. No es azúcar añadido, pero es libre, del tipo que la OMS nos aconseja reducir. Y esto es solo un ejemplo. Puedes encontrar potitos de cualquier marca con el mismo problema.

Las papillas de cereales para bebés también pueden contener grandes cantidades de azúcar. Estoy hablando de esas que puedes encontrar en supermercados o farmacias. Si preparas la papilla en casa con cereales triturados o en harina, no debes preocuparte. Las papillas comerciales están hechas con harinas de cereales procesadas. Antes del procesado, estas harinas contienen un tipo de hidrato de carbono complejo: el almidón. Se trata de una larga cadena de glucosas. Los fabricantes cortan, mediante enzimas, esas cadenas en trocitos más pequeños, y así producen cadenas muy cortas de una o dos glucosas. Es decir, convierten el almidón en azúcares. A estas papillas se las llama hidrolizadas o dextrinadas. Como no han añadido azúcar, sino que lo han creado a partir de la harina, pueden indicar en la etiqueta que son «sin azúcares añadidos».

¿Y para qué se realiza ese proceso? Los fabricantes dicen que lo hacen para facilitar la digestión del bebé. El hidrolizado que se realiza en la fábrica se lo ahorra tu hijo en su aparato digestivo, algo que no es necesario. Pero hay otra razón oculta (no te van a contar todo, claro). Las papillas así tratadas, al llevar más azúcar, son más dulces y el bebé las comerá mejor. ¿Y qué padres no quieren que su hijo se coma todos los cereales?

Aunque las papillas de cereales no son necesarias para los bebés, si quieres puedes prepararlas en casa. Por ejemplo, unas gachas o *porridge* con harina o copos de avena. Añade leche infantil o agua y cuece unos minutos hasta que espese. Puedes añadir si lo deseas trocitos de fruta o crema de cacahuete (¡cuidado alergias! Solo si ya está introducido el fruto seco). Otra opción es usar harina de maíz, tipo maicena. También puedes añadir pasta o arroz cocido a los purés de verdura. Hay mil opciones, algunas muy interesantes. Cada vez más papás se animan con el BLW. En el *baby-led weaning* (o alimentación complementaria a demanda) se introducen alimentos sólidos en su dieta para que pueda comerlos con sus propias manos. Entre las grandes ventajas no está la limpieza. Cuando acaba el niño de comer, hay restos de comida por todos los lados. Todavía encuentro en la cocina granitos de arroz de la primera vez que mi hija lo probó (con sus manos, claro).

Yogures

En aquella visita de los 6 meses, la pediatra de mi hija nos dijo que podía merendar yogur para bebés. En ese momento me vino a la cabeza la foto que dediqué a uno de esos yogures unos años atrás. Sí, 2 terrones de azúcar contenía. De forma educada sonreí a la pediatra y quise olvidar su recomendación. Ya en casa, hice una búsqueda rápida en varios supermercados *online*. Comprobé con satisfacción que ya no estaba a la venta. En su momento, la foto que mostraba el contenido de azúcar del yogur generó cierto revuelo. Tras eso, los responsables de la empresa dejaron de añadir azúcar. Es posible que por esta razón bajasen las ventas y decidiesen retirarlo del mercado.

En cualquier súper puedes encontrar otros yogures dirigidos a los más pequeños. Muchos de los destinados a los niños de 6 a 12 meses contienen cantidades excesivas de azúcar. Es para preocuparse. Todos los expertos recomiendan que los bebés no consuman azúcar. ¿Y qué hacen los fabricantes? Ignorarlo por completo y añadir azúcar a sus productos. Total, una venta es una venta.

Por ejemplo, estos son los ingredientes de otro yogur de frambuesa de marca muy conocida, destinado a niños a partir de 8 meses:

Leche fermentada (90 %) [leche, maltodextrina, almidón modificado de maíz, grasa láctea, azúcar, espesantes (pectina, goma garrofín), almidón de patata, correctores de acidez (citrato potásico), fermentos lácteos (contienen leche), sales minerales (sulfato de zinc)], azúcar, zumo de frambuesa (3,5 %), almidón modificado de maíz, sales minerales (cloruro de magnesio), aroma.

Además de azúcar, contiene maltodextrinas, unos hidratos de carbono de cadena corta, con impacto similar al azúcar. Se trata de harinas procesadas para romper las cadenas de glucosas. Podemos decir que es harina refinada y predigerida. ¿Aporta algo eso a tu hijo?

Puedo imaginar la pregunta que estará en la cabeza de muchos padres y madres: «¿Qué yogures adaptados recomiendas?». Ninguno. Los bebés más pequeños no necesitan comer yogur. Los nutrientes que necesitan ya los obtienen de la leche materna o de la leche de fórmula y de los alimentos complementarios que poco a poco irán incorporando a la dieta. Alimentos de verdad, no ultraprocesados.

La Agencia de Salud Pública de Cataluña editó en el año 2017 una guía[27] de alimentación de 0 a 3 años en la que se deja claro este asunto:

¿Qué opinión merecen los yogures adaptados con leche de continuación?

Son totalmente innecesarios, ya que los bebés de menos de un año no necesitan consumir yogur. Además, a partir de los 8 o 9 meses pueden empezar a comer pequeñas cantidades (unas cuantas cucharadas) de yogur natural (sin azúcar).

Consumir yogur natural sin azúcar sigue siendo una recomendación válida para los niños más mayores (incluso para los adultos), tal como vimos en el capítulo anterior. Puede que no les guste su sabor ácido. Normal. Si comparas un yogur natural con uno de sabores, o peor aún, con unas natillas, hay un claro ganador: los más pequeños siempre preferirán los sabores más dulces. En ese caso, puedes añadir trocitos de fruta al yogur para que esté más rico. Y si aun así no lo comen, tampoco te preocupes, el yogur no es un alimento indispensable. Siempre podrán tomar otro postre o merienda.

Umbral del dulzor

Uno de los motivos para evitar el azúcar tiene que ver con la modificación de los sabores. O, mejor dicho, con la modificación de la percepción de los sabores. Si damos alimentos muy dulces a los niños, se modificará su sentido del gusto. Necesitarán cada vez más azúcar para que el alimento resulte agradable.

Para demostrarlo, varios científicos de la División de Nutrición Humana, Centro de Gusto y Olfato de la Universidad de Wageningen (Países Bajos), realizaron un interesante experimento[28] con cincuenta y nueve niños y cuarenta y seis adultos. Se dividieron los participantes en tres grupos. Al primero se le dio a beber zumo de naranja azucarado durante ocho días. El segundo bebió zumo de naranja ácida durante ese tiempo. El tercer grupo se usó de control y no se le ofreció ninguna bebida. Querían conocer si había algún cambio en los gustos de los participantes. Antes de la prueba, se les hizo un test para conocer sus preferencias por los sabores dulces. Les pidieron que ordenasen una serie de bebidas y yogures en función de sus gustos. Tras los ocho días de experimento se les repitió el test. ¿Habrían cambiado sus preferencias? Los niños que habían consumido el zumo azucarado habían cambiado sus gustos. Después preferían los sabores más dulces. Los que bebieron zumo ácido y los del grupo de control no cambiaron sus gustos. ¿Y los adultos? Ellos no cambiaron sus preferencias, incluso los del grupo azucarado.

Este estudio confirma la existencia del «umbral del dulzor». Llamamos así a la sensibilidad de una persona para detectar el sabor dulce de un alimento. Cuando consumimos alimentos muy dulces o lo hacemos de forma muy frecuente, se aumenta el umbral del dulzor. Lo que significa que cada vez necesitaremos un nivel mayor de azúcar para que los alimentos nos sepan dulces. Hay que tener cuidado con este efecto en los niños. Ya hemos visto que los pequeños son más sensibles a esta modificación del gusto. Y además se produce cuando están formando sus preferencias por ciertos alimentos. Si un niño consume con frecuencia alimentos muy dulces, por ejemplo, chucherías, es probable que el resto de los alimentos no le resulte atractivo. La verdura sabrá insípida y no querrán comerla. Si tu hijo no come bien, puede que haya consumido muchos productos azucarados. Prueba a evitarlos para que recupere su capacidad de detectar el sabor dulce de la comida real.

Azúcar en productos infantiles

El azúcar se esconde bajo productos de apariencia inofensiva. Una de estas sorpresas me la encontré en un hospital, en una canastilla de esas que regalan a los papás de los recién nacidos. Se trataba de una infusión para mejorar la digestión de bebés y niños. Según el envase, es una infusión a base de plantas. Y se resalta que no lleva sacarosa. Cuando leemos la etiqueta con atención descubrimos que contiene un 95 % de azúcar. En los ingredientes podemos comprobar que es dextrosa, un sinónimo de glucosa. El porcentaje ya es escandaloso, así que no nos debería sorprender que la dosis de infusión recomendada para un niño de 8 años contenga 9,5 terrones. ¡Más del doble del máximo diario!

Esta infusión y algunas similares de otras marcas puedes encontrarlas en farmacias y supermercados. Un día la encontré en un supermercado y enseguida me llamó la atención. Los porcentajes de los ingredientes no sumaban el 100 %. Se indicaba que tenía un 9 % de plantas y un 42,5 % de dextrosa. ¿Y el resto? O faltaba por incluir un ingrediente en la etiqueta o se habían confundido con las cantidades. Me puse en contacto con el supermercado y me derivaron al fabricante. Tras hablar con ellos, me confesaron que no habían puesto en los ingredientes que contenía maltodextrina. ¡Menudo olvido! La mitad del bote es maltodextrina y no lo indican en los ingredientes. No es azúcar, pero poco le falta. Tras denunciarlo en mis redes sociales, la cadena de supermercados decidió quitarlo de la venta.

Obesidad infantil

Entras en una clase de primero de primaria. Más de veinte niños y niñas de 6-7 años comparten aula. Puede que te llame la atención que a algunos niños, a pesar de su corta edad, ya les sobran algunos kilos. Cinco de ellos tienen sobrepeso; cuatro, obesidad; y uno, obesidad grave. En total, más del 40 % tienen sobrepeso u obesidad, según los datos del estudio ANIBES 2019. Puede que ahora no les suponga demasiado inconveniente, pero, cuando los problemas de peso se manifiestan en la infancia y persisten en la adolescencia, es muy probable que se arrastren hasta la edad adulta.

Además de los problemas para la salud en los niños que veremos en el siguiente capítulo (caries, hipertensión, colesterol, diabetes tipo 2 y enfermedades cardiovasculares), podemos encontrar los siguientes:

• Dificultades para dormir.
• Problemas con los huesos y articulaciones.
• Problemas para practicar ejercicio físico, dificultad para respirar y cansancio.
• Madurez prematura. Las niñas obesas pueden entrar antes en la pubertad, tener ciclos menstruales irregulares, etc.
• Desánimo, cansancio y depresión.
• Baja autoestima, discriminación y *bullying*.
• Trastornos que pueden derivar en bulimia y anorexia.
• Problemas cutáneos.

Las causas del sobrepeso y la obesidad infantil son similares a las de los adultos. Con una pequeña diferencia: los adultos tenemos mayor control sobre lo que comemos y nuestro estilo de vida. En el caso de los niños, la mayoría de las decisiones son tomadas por sus padres. Es obvio que los padres queremos lo mejor para nuestros hijos. La mayoría de las elecciones que hacemos están influidas por el frenético ritmo de vida y el ambiente en el que se crían los pequeños. Los niños se mueven cada vez menos. Pasan demasiadas horas delante de la televisión, la tableta o la videoconsola. Y su alimentación no lo compensa. Es frecuente que se consuman más calorías de las necesarias. Y demasiados ultraprocesados. Es más cómoda una merienda de Bollycao + brik de zumo que una macedonia de frutas.

Los ingresos de los padres también influyen en la calidad de la alimentación de sus hijos. En las familias más humildes (ingresos menores a dieciocho mil euros al año), uno de cada dos niños tiene exceso de peso. En las familias con ingresos superiores a treinta mil euros al año, tan solo es uno de cada tres (y ya es un dato preocupante).

¿Y qué podemos hacer para evitar que nuestros hijos tengan problemas con el peso? Si dejamos a un lado los ingresos (intuyo que está complicado que te concedan un aumento de sueldo), podemos intentarlo con la actividad física y la alimentación. Y una forma sencilla de mejorar lo que comen nuestros hijos es evitando el azúcar. En primer lugar, por el efecto que tiene el azúcar en el organismo, tal como hemos visto en el capítulo anterior. En segundo lugar, el azúcar está asociado a los ultraprocesados. Si intentamos minimizar el azúcar, reduciremos de paso muchos productos basura que perjudican a los más pequeños. Y en tercer y último lugar, el consumo de azúcar altera el umbral del dulzor. Los que consumen mucho azúcar comerán peor el resto de los alimentos.

Consumo de azúcar recomendado

En el capítulo «El azúcar oculto» vimos que la EFSA nos recomienda evitar el consumo de azúcar libre, incluso para los niños. Si queremos guiarnos por las recomendaciones de la OMS, el límite estaría en el 5 % de las calorías. Dependiendo del peso y la edad del niño, el límite cambia. Podemos establecer una regla general: consumir menos de 4 terrones al día (unos dieciséis gramos de azúcar). Recuerda que los menores de un año no deben consumir nada de azúcar libre. Si podemos, intentaremos retrasar el consumo de azúcar tanto como sea posible.

Desayuno

A estas alturas del libro ya estarás convencido de lo perjudicial que es el azúcar para los niños. Mejor evitarlo. Puede que pienses: «¡Qué fácil es decirlo! Pero si conocieses a mis hijos…». No tengo el placer, pero casi seguro que les encanta desayunar Cola Cao y galletas. ¿Me equivoco? Puede que me haya equivocado con tus hijos. Me he guiado por las estadísticas. Tres de cada cuatro niños desayunan cereales, galletas y bollería. Y tan solo uno de cada dieciséis toma fruta en el desayuno. Estos datos están recogidos del estudio Aladino 2019.[29] Para su realización se entrevistó a más de dieciséis mil escolares de entre 6 y 9 años de edad.

El desayuno es una de las comidas más complicadas. Si eres como la mayoría de los papás y las mamás, te levantarás con la hora justa para darles de desayunar, vestirlos y llevarlos al cole. Quieres un desayuno que se prepare rápido y que se lo coman sin rechistar. Por eso en muchas casas se toman cereales azucarados, leche y un zumo de naranja. No todos saben que con este desayuno superan la cantidad máxima diaria recomendada de azúcar.

En primer lugar, olvida los zumos. Da igual que sea de brik, de botella, exprimido en una fábrica o preparado con todo el cariño del mundo por ti todas las mañanas. El cariño no elimina el azúcar. Si quieres que tu hijo tome todas las vitaminas de la fruta, dale eso, fruta, pero sin exprimir ni triturar. Puedes acompañarla con yogur natural. Si has llegado a este capítulo directamente, te recomiendo que leas sobre el zumo en el capítulo «El azúcar oculto» (saluda al monstruo).

Si los cereales que consume tu hijo tienen una mascota dibujada, es posible que estén cargados de azúcar. Echa un vistazo a la etiqueta. Y al capítulo anterior, donde te doy algunas alternativas. Los muñequitos se usan como reclamo para los más pequeños. Si vas al súper con tu hijo, ya sabrás que muchas veces se le antoja una caja por el animalito que tiene dibujado. Como ya vimos, en algunos países, como en Chile, han prohibido utilizar este tipo de personajes en las cajas de cereales. Y parece que les funciona. Se ha reducido el consumo de azúcares[30] desde la implantación de la medida. Puedes sustituir las galletas por tostadas de pan integral. Si es posible, evita los panes industriales. Mejor compra el pan en una panadería y asegúrate de que es 100 % integral. Lo que pongas encima de la tostada va a marcar la diferencia. No es lo mismo untar mantequilla y mermelada que tomate con aceite de oliva virgen extra.

Y si madrugas un poco más (da un poco de pereza, lo sé), puedes sacar tiempo para hacer un revuelto de huevos. Si lo prefieres, puedes poner un huevo cocido (que puedes preparar el día anterior).

Recuerda que el desayuno es una comida más del día. Aunque hayas escuchado muchas veces que es la más importante, no hay ningún motivo para que sea así. Intenta que sea saludable (el tuyo y el de tus hijos) y no te relajes el resto del día.

Media mañana y meriendas

Hace unos días mi hermano me envió el calendario de los tentempiés sugeridos en el cole de sus hijos. Lunes: leche, queso o yogur. Martes: fruta. Miércoles: bocadillo. Jueves: fruta. Viernes: libre + fruta y frutos secos. Cualquier día se podía sustituir por fruta o frutos secos. En el calendario se recordaba que no estaban permitidos los ultraprocesados azucarados ni los zumos.

Tras pedir permiso, lo publiqué en las redes sociales como ejemplo de una buena planificación. Desconozco cómo llegó a los responsables del colegio, pero les alegró tanto que decidieron contárselo a los niños en clase. Entre ellos, a mis sobrinos. En el mismo día recibí un audio del mayor diciendo que en su clase habían alucinado con el de sinAzucar.org. Les hacía mucha ilusión que alguien tan famoso (cosas de niños) les felicitase por su alimentación.

A la hora de elegir una opción para llevar al recreo, es importante evitar caer en los ultraprocesados. Parece obvio que hay que evitar los bollos y las galletas, pero hay algunos productos que tienen mejor fama y tampoco son recomendables. Estoy hablando de esos pequeños envases de zumos, batidos, *smoothies* o yogures para beber. Aunque en el envase veas que tienen mil vitaminas y minerales, no olvides que suelen estar cargados de azúcares libres. Echa un vistazo a la tabla nutricional para comprobarlo. Un ejemplo: un brik de bebida de soja con fresa y plátano (de una cadena de supermercados) contiene más de nueve terrones de azúcar. Un niño no debería consumir más de 4 terrones al día.

Entonces ¿qué podemos meter a la mochila para desayunar en el cole? Vamos con algunos ejemplos:

Fruta entera. Lo más sencillo es incluir una o varias piezas de fruta que se pelen fácilmente, como un plátano o una mandarina. También puedes darles frutas que no necesiten pelarse, como fresas o uvas.

Fruta en trocitos. Un *tupper* con fruta troceada siempre es una buena opción. El problema de la fruta cortada es la oxidación. Cuando se expone al aire, se termina oscureciendo y eso puede provocar rechazo entre los más pequeños. Para evitarlo, puedes añadir unas gotitas de limón después de cortarla. También ayuda envolverla con papel film o introducirla en una bolsita sin aire.

Yogur con cereales. Puede llevarlo preparado desde casa en un recipiente hermético. Si tu hijo prefiere los cereales crujientes, es mejor que los lleve en envases separados y los junte justo antes de tomarlos.

Bocadillo. Ideal si es de pan integral. Además de las clásicas combinaciones, puedes incluir hummus, sardinas en aceite, salmón, aguacate, queso fresco, pechuga de pollo, etc. Evita siempre que puedas los embutidos como el chorizo, el salchichón, el chóped, las salchichas… En su lugar, da prioridad al jamón cocido y los fiambres de pollo y pavo (no te vayas a los más baratos, que suelen ser de peor calidad). Aunque muchos de ellos tienen azúcar en la lista de ingredientes, se usa como conservante y el porcentaje es mínimo. También puedes incluir algún día un sándwich de crema de cacahuete sin azúcar.

Queso. Puedes incluir la variedad que le guste más a tu hijo en un envase junto a unos picos de pan integral y algunos frutos secos (si tiene edad para tomarlos sin riesgo), como unas nueces.

Leche. Es una alternativa a los batidos. En algunos supermercados puedes encontrar briks pequeños de leche. Otra opción es llenarle una botellita reutilizable. Así contribuimos a generar menos residuos.

Galletas caseras. Puedes prepararlas durante el fin de semana junto a tus hijos y tenerlas listas para que las lleven al cole el día que quieran un almuerzo diferente. Te dejo la receta de unas galletas de avena y plátano:

1. Aplasta con un tenedor dos plátanos maduros.
2. Mezcla con 60 g de avena en copos.
3. Añade trocitos de chocolate 80 % cacao.
4. Haz montoncitos aplastados sobre la bandeja del horno.
5. Hornea 20 minutos a 180º.

Todas estas opciones también sirven para la merienda, procurando no repetir. Los niños se cansan enseguida y, cuanta más variedad les ofrezcamos, mejor lo aceptarán.

Bebidas

Si te digo que los niños, una vez concluido el período de lactancia, solo deberían beber agua, puede que pienses que soy un radical. ¿No? Bueno, tampoco pasa nada por tomar leche. En la guía de alimentación que publica la Universidad de Harvard,[31] conocida como «el plato de Harvard», se recomienda reducir la leche y los productos lácteos a uno o dos vasos/porciones al día. Aunque tomar leche en esas cantidades no supone ningún problema, no es un alimento indispensable. Si el niño la rechaza, no conviene obligarlo. ¿Y el calcio? Lo podemos obtener de muchos alimentos. Legumbres, frutos secos, huevo, cereales integrales, pescado, etc.

Seguro que hay dudas sobre las bebidas vegetales. Muchas familias las consumen en lugar de la leche de vaca. ¿Son adecuadas para consumo infantil? En el año 2019 varias asociaciones profesionales estadounidenses emitieron unas recomendaciones bajo el interminable título «Leading Health Organizations Support First-Ever Consensus Recommendations to Encourage Young Children's Consumption of Healthy Drinks».[32] No aconsejaban consumir bebidas vegetales a menores de 5 años. ¿El argumento? Eran menos nutritivas que la leche de vaca. Si el resto de la dieta es equilibrada, no veo problema en consumir este tipo de productos con una única salvedad: deberán ser bebidas sin azúcar ni edulcorantes añadidos.

Esto mismo se aplica al resto de las bebidas. Si quitas el azúcar, los edulcorantes y, por supuesto, el alcohol, eliminamos gran parte de las bebidas. Un niño no debería consumir de forma habitual refrescos (incluidas las versiones «zero» o «light»), bebidas energéticas, zumos, batidos, cacao en polvo, etc.

Publicidad

Te propongo un pequeño juego. Vamos a ver qué tal tienes la memoria. Tienes que recordar una palabra. De un anuncio. De hace cuarenta años. ¿Preparado?

Leche, cacao, avellanas y...

Si has ido a EGB, seguro que has tarareado la canción y has adivinado la palabra «¡azúcar!». Te dejo la letra completa, por si quieres recordar algo más que los ingredientes:

Leche, cacao, avellanas y azúcar.
Estos son los hombres fuertes de ***.
Fuertes, felices y deportistas.
Llenos de vida y de energía.
Así son los hombres fuertes de ***.

Este anuncio de 1982 no podría emitirse ahora. En primer lugar, por la mala fama que tiene el azúcar. En lugar de atraer ventas, seguro que las espantaba. Y en segundo lugar, por dar a entender que con este producto te pones fuerte, algo que podría considerarse una declaración de propiedades saludables sin fundamento.

Uno de los creativos que participó en las campañas del producto nos desvela lo que hay tras estos anuncios.

El 95 % de compradores de la crema de cacao y avellanas son las madres, a pesar de que el 90 % de consumidores son los niños. A los niños ya los teníamos en el bote, porque el estudio demostraba que les «pirraba» untar rebanadas de pan con la crema para merendar.

La estrategia era, pues, reforzar la idea positiva, en las mamás, de que era bueno y saludable que los niños tomaran el producto. Vencer los recelos hacia el chocolate asociándolo a la leche y las avellanas, productos nutritivos capaces de aportar energía y vitalidad para compensar los sobreesfuerzos que realizan a diario los pequeños.

Nuestros *spots* para la marca se adaptaron a la realidad del mercado. Hicimos dos versiones, una para madres y otra para niños, que se emitían en las franjas horarias distintas.

El *spot* para niños hacía mayor énfasis en las imágenes de los chicos deportistas, con escenas que mostraban el éxito. Para las mamás, teníamos un argumento a su medida. Tan cierto y contundente que solo había que convertirlo en protagonista. En esta versión del *spot*, nueve segundos se consagraban a mostrar cómo caía la leche en el vaso de la crema de cacao, a cámara lenta. Un gran espectáculo visual para demostrar que el producto tenía todo el valor energético de la leche.

La madre es menos reacia a dar esta crema de cacao a sus hijos cuando descubre que aquello no es puro chocolate, sino una gran cantidad de leche con el sabor del cacao, para hacerla más apetecible.

La segmentación de mensajes, como táctica, dio buenos resultados y permitió aumentar la cuota de mercado. El cliente pudo chuparse los dedos y a nosotros nos quedó ese dulce sabor de boca que solo tienen las cosas bien hechas.

Casi resulta cómico que centrasen la atención sobre la leche para convencer a las mamás de que «es bueno y saludable que los niños tomen este producto». Sobre todo, sabiendo que más de la mitad del bote es azúcar (56 %) y la tercera parte (32 %) es grasa de mala calidad. ¿Y cuánta leche tiene? Tan solo un 4,5 %. Si esto fuese un juicio, en este punto toca decir: «¡No hay más preguntas, señoría!».

Puede que este tipo de anuncios tenga los días contados. En octubre de 2021 el Ministerio de Consumo anunció[33] que el Gobierno prohibirá la publicidad dirigida a niños y adolescentes de los alimentos perjudiciales para su salud. No estarán permitidos los anuncios de los siguientes productos: zumos, helados, productos de pastelería, postres, chocolates, bebidas energéticas, bebidas con azúcar añadido (refrescos y batidos), mermeladas, kétchup, *snacks* con azúcar añadido, etc.

Estos anuncios no se podrán emitir en TV en horario infantil ni en canales infantiles. Tampoco en Internet, redes sociales y *apps* con contenidos para menores de 16 años. Ni en revistas, cómics o medios impresos dirigidos a estas edades.

La prohibición también se extenderá a la publicidad de otros productos ultraprocesados. Se tendrá en cuenta la cantidad de sal, azúcar y grasas en función de los perfiles nutricionales establecidos por la OMS.

De momento esta medida no está en funcionamiento. Tendremos que esperar a que se apruebe el real decreto con el que se regulará la publicidad de estos productos. Si alguna vez se aprueba. No sería la primera vez que un anuncio del Gobierno nunca llega a ponerse en marcha.

5.
Azúcar y salud

Un ingeniero ha detectado un fallo en las turbinas del avión más vendido de Airbus, el A320. Debido a un error en la programación del sistema de entrada de combustible, el motor se puede apagar en pleno vuelo. Si el keroseno no es de la suficiente calidad, se corta el suministro de forma inesperada. La invasión de Rusia a Ucrania y la escalada del precio del petróleo han afectado al combustible. El informativo de la mañana explica que esto ha sido lo que ha provocado el accidente de un vuelo comercial que hacía la ruta Madrid-París. Han muerto los doscientos veintidós ocupantes. Y continúan llegando las noticias. Otro vuelo caído. Tras unos minutos de confusión, parece que son más aviones afectados. Decenas de accidentes están sucediéndose en el mundo. Tras un trágico día llega el momento de hacer balance. El fallo del A320 ha provocado la caída de quinientos diez aviones en un solo día. Más de ciento doce mil muertos.

Por suerte, esta tragedia no ha llegado a ocurrir. O mejor dicho, no ha llegado a ocurrir tal cual se cuenta. Las turbinas del A320 no tienen ningún fallo y los accidentes no se han producido. Pero sigue habiendo más de ciento doce mil muertos diarios. Todos los días. Las enfermedades no transmisibles (ENT) matan a cuarenta y un millones de personas[34] cada año, lo que equivale al 71 % de las muertes que se producen en el mundo.

Los principales tipos de ENT, también conocidas como enfermedades crónicas, son las enfermedades cardiovasculares (como los ataques cardíacos y los accidentes cerebrovasculares), el cáncer, las enfermedades respiratorias crónicas (como la enfermedad pulmonar obstructiva crónica y el asma) y la diabetes. Las ENT son el resultado de varios factores: lo que heredamos de nuestros padres (genética), del entorno en el que vivimos (ambiente) y de nosotros mismos (conducta). Dejemos a un lado la genética, ya que poco (o nada) podemos hacer por cambiarla. Nos vamos a centrar en el resto.

¿Cuáles son los factores de riesgo de nuestra conducta que favorecen las ENT? Las dietas poco saludables, la inactividad física, la exposición al humo del tabaco o el uso nocivo del alcohol. Todo esto se traduce en los siguientes cuatro problemas metabólicos: aumento de la tensión arterial, sobrepeso y obesidad, hiperglucemia (concentraciones elevadas de glucosa en la sangre) e hiperlipidemia (concentraciones elevadas de grasas en la sangre).

Para controlar las ENT, es importante centrarse en la reducción de los factores de riesgo asociados a ellas. Y aquí es donde entra en juego el azúcar. Como vamos a ver en este capítulo, la reducción del consumo de azúcar ayuda a prevenir graves enfermedades.

Adición al azúcar

Mucha gente piensa que yo no consumo nada de azúcar. Y durante un tiempo fue así. Pero cuando empecé a hacer las fotos para sinAzucar.org, algo cambió. Todos los días iba al supermercado como el detective que va a la escena de un crimen. Rastreaba cada pasillo buscando productos sospechosos de estar cargados de azúcar. Me centraba en los de apariencia más inofensiva. Suelen ser los peores. Después de la redada diaria volvía a casa con el cargamento de ultraprocesados. Tocaba el turno de la sesión fotográfica. Como si fuera la foto de la ficha policial, uno a uno, los productos desfilaban por delante de mi cámara, escoltados por su torre de terrones de azúcar. Cuando acababa la parte artística, apagaba la cámara y los *flashes*. Ahora tenía decenas de fotos. Y los dónuts, chocolates, bollería, batidos, etc., encima de la mesa de la cocina. Un día decides que no pasa nada por probar el nuevo batido de chocolate y caramelo. Y se despierta el goloso que llevo dentro. Al principio solo probaba los productos más apetitosos, pero con el tiempo te acabas enganchando al azúcar. Era incapaz de tener en las manos una tableta de chocolate sin pegarle un bocado. ¿Me había convertido en un «yonqui» del azúcar?

La adición puede considerarse como un consumo compulsivo de una sustancia que, al dejar de tomarla, causa ansiedad. Tiene sentido que hablemos de adición con el azúcar por su similitud a otro tipo de adiciones, pero ¿existe de verdad o es una forma de hablar? Veamos qué dice la ciencia. Un estudio[35] realizado en la Universidad de Bordeaux, en Francia, demostró lo adictivo que puede llegar a ser el azúcar. A unas ratas se les dio a elegir entre consumir azúcar o cocaína, tan adictiva en roedores como en humanos. El 94 % de los animales eligieron el azúcar. Incluso las ratas que ya eran adictas a la cocaína no fueron capaces de resistir el deseo de consumir azúcar. Por suerte, nuestro cerebro (al menos el de la mayoría) está más evolucionado que el de las ratas. Si pudiésemos ver la respuesta del cerebro cuando consumimos azúcar, saldríamos de dudas. Pues eso mismo es lo que han hecho en la Universidad de Yale.[36] Mediante resonancia magnética, analizaron la respuesta cerebral de cuarenta y ocho mujeres tras beber un batido de chocolate. Las mujeres que presentaban un comportamiento adictivo mostraban una actividad cerebral similar a la que se ve en los drogadictos. Según la resonancia, cuando consumían el batido se iluminaban las mismas zonas del cerebro que a los adictos a las drogas.

Déjame que te presente a la dopamina. Es una molécula que cumple una importante función en nuestro organismo. Esta sustancia es como un mensajero que viaja dando información a cada una de las partes de nuestro cerebro. Es un neurotransmisor. Cuando llega la dopamina a las neuronas de cierta parte del cerebro, llamada «núcleo accumbens», se percibe una sensación muy agradable de recompensa. Por esta razón, a esta zona del cerebro se le llama «el centro del placer», y la dopamina es la molécula que dispara esta sensación. ¿Y para qué tenemos este mecanismo? Nos proporciona motivación para ciertas necesidades básicas de supervivencia, como la alimentación y el sexo. Sin dopamina, el sexo sería muy aburrido y nos hubiésemos extinguido hace millones de años.

La dopamina también nos aporta motivación. Se empieza a liberar antes incluso de la conducta que nos aporta placer. Es decir, mientras nos acercamos a ese objetivo, ya estamos sintiendo el bienestar. Es la forma que tiene nuestro cerebro para motivarnos a conseguir eso que tanto le gusta.

Cuando estamos expuestos de forma habitual a una gran producción de dopamina, en la zona receptora del cerebro se produce cierta adaptación. Cada vez se necesita más cantidad de dopamina para sentir el mismo placer. Con ciertas sustancias, como las drogas, o con ciertas actividades, como el juego de azar, se libera tanta dopamina que cada vez necesitamos más cantidad de droga o apostar más cantidad para conseguir la misma recompensa cerebral. Con nuestro cerebro insensibilizado a la dopamina, las actividades del día a día no producen placer, ya que no generan tanta dopamina y bajan la motivación para las tareas que cotidianas. Necesitamos un chute de dopamina. Necesitamos la droga o la conducta que nos ha provocado la adicción.

¿Y qué tiene que ver el azúcar con la dopamina? Varios estudios han demostrado[37] que es una de las sustancias que reducen la sensibilidad de nuestro cerebro a la dopamina.

Es decir, el consumo habitual de azúcar nos vuelve adictos. Nuestro cerebro nos pedirá consumir productos azucarados para conseguir su dosis de placer. Si no lo hacemos, podemos sufrir síndrome de abstinencia: tener dolor de cabeza, estar irritable, sufrir ansiedad, etc. Puede que, como me pasaba a mí, te sientas identificado con alguno de estos síntomas. Es una reacción natural de tu cuerpo. Y tengo buenas noticias: es reversible. Cuando vas reduciendo la cantidad de azúcar que consumes, la sensibilidad a la dopamina de tu cerebro se va normalizando. Hay personas que deciden cortar con el azúcar de forma brusca. Otros prefieren hacerlo poco a poco. Si vas a dar el salto, tienes que encontrar el método que mejor te funcione.

Resistencia a la insulina

Estoy convencido de que ya has oído hablar de la insulina. Seguro que conoces a alguna persona con diabetes que necesita inyectársela. Pero lo que no todo el mundo sabe es que es una sustancia que genera el organismo de forma natural (a no ser que sufras diabetes tipo 1, por eso hay que inyectarla). La insulina es una hormona que genera nuestro páncreas. Viaja por la sangre y llega al resto del cuerpo, y realiza funciones diferentes según el órgano receptor.

Tras una comida, los nutrientes de los alimentos pasan a la sangre. Los hidratos de carbono se digieren y se eleva la cantidad de glucosa que circula por nuestro sistema circulatorio. El páncreas comienza a liberar insulina y llega al resto del cuerpo junto a la glucosa. Imagina que la insulina es la llave que abre las puertas de entrada de la glucosa a las células. Esto permite que la glucosa pueda ser utilizada por nuestro cerebro, músculos, corazón, etc.

La insulina es una hormona muy importante. Cuando no funciona bien, plantea muchos problemas para la salud. Siguiendo la analogía de la insulina como llave, si se reduce el número de cerraduras que hay en las células, cada vez será más complicado abrir sus puertas. Para compensar la menor efectividad de la insulina, el páncreas producirá más cantidad de la hormona. Cuando esta situación se mantiene en el tiempo, se conoce como resistencia a la insulina.

El consumo elevado de azúcar añadido aumenta las probabilidades de sufrir resistencia a la insulina. En especial en las personas que consumen refrescos azucarados. En un estudio[38] realizado entre 546 jóvenes europeos, se detectó que los participantes que consumían refrescos azucarados a diario incrementaban su resistencia a la insulina. Otra investigación[39] que estudió a 1685 participantes durante 14 años concluyó que las personas que consumían más de tres refrescos semanales tenían un 46% más de probabilidades de tener problemas relacionados con la insulina.

Además de un alto consumo de azúcar, hay otros factores de riesgo: genética, obesidad, falta de actividad física, consumo de ultraprocesados, etc.

Los síntomas de la resistencia a la insulina son numerosos. Entre otros:

- Hambre extrema o incluso hambre después de comer.
- Hormigueo en las manos y pies.
- Cansancio.
- Infecciones recurrentes.
- Dificultad para concentrarse.
- Hipertensión arterial.
- Niveles altos de colesterol.
- Aumento de peso, especialmente en el abdomen.

Los médicos no suelen realizar pruebas para saber si una persona sufre de resistencia a la insulina. Es necesario un análisis de sangre que mida el nivel de insulina y de glucosa (conocido como «HOMA-IR»). Por desgracia, no es frecuente su realización, por lo que muchas veces queda sin diagnosticar este problema para la salud.

Síndrome metabólico

Puede que conozcas alguna persona que tenga bastante grasa en la zona abdominal (lo que algunos llaman barriga cervecera), con la tensión arterial alta, colesterol y triglicéridos elevados y «azúcar» en sangre. ¿Te resulta familiar? Esa persona tiene lo que se denomina «síndrome metabólico».

Cuando se mantiene un nivel de insulina muy elevado de forma crónica, tal como pasa en las personas que tienen resistencia a la insulina, nuestro cuerpo empieza a sufrir las consecuencias. La insulina, además de regular la entrada de glucosa en las células, también tiene otras funciones. Por ejemplo, también se encarga de almacenar grasa en nuestro tejido adiposo. Cuanta más insulina, más grasa. También afecta al hígado, al aumentar la producción de colesterol y triglicéridos. Por último, debido a la pérdida de sensibilidad de nuestras células a la insulina, se dificulta la entrada de glucosa. Y se queda circulando en la sangre. Es lo que algunos llaman «tener el azúcar elevado» cuando se refieren a un nivel alto de glucosa en los análisis de sangre.

¿Y qué tiene que ver el consumo de azúcar con todo esto? Como ya hemos visto, un alto consumo de azúcar puede provocar resistencia a la insulina. La elevación crónica de insulina provoca los problemas de salud que acabamos de describir.

Varios estudios[40,41] confirman que el azúcar añadido contribuye de manera significativa al riesgo de sufrir síndrome metabólico y sus problemas para la salud asociados. Una razón más para dejar de consumirlo.

Sobrepeso y obesidad

¿Te gustan los puzles? Pues vamos a unir unas cuantas piezas. Por un lado tenemos que el azúcar es adictivo. Por otro, que está presente en muchos ultraprocesados. También sabemos que aumenta el riesgo de resistencia a la insulina y síndrome metabólico. Y que ambos hacen que se almacene más grasa corporal. ¿Resultado? El consumo de azúcar nos engancha a los ultraprocesados. Consumirlos de forma habitual genera problemas metabólicos que pueden provocar sobrepeso y obesidad. Cada vez que hablo del tema, siempre hay alguien que me dice: «Pues *fulanito* come fatal y está delgado». Mi pensamiento siempre es el mismo: «Y *menganito* fumaba y vivió hasta los 95 años, pero eso no significa que fumar alargue la vida». La ciencia no tiene dudas al respecto. El consumo de azúcar aumenta el riesgo de sufrir sobrepeso y obesidad. Hay decenas de investigaciones que lo confirman. Una revisión[42] realizada por el Departamento de Nutrición Humana y Medicina de la Universidad de Otago (Nueva Zelanda) analizó sesenta y ocho estudios que investigaban la relación del consumo de azúcar con el peso. La conclusión es clara: la ingesta de azúcares libres es determinante para el peso corporal. Si se aumenta el consumo, se incrementa la grasa corporal. Si se disminuye el azúcar, se pierde peso.

Diabetes tipo 2

Cuando una persona tiene resistencia a la insulina, su organismo no es capaz de reaccionar a la insulina que genera su páncreas, tal como hemos visto. Si esta situación empeora, la insulina no logrará reducir la cantidad de glucosa que circula en la sangre, y se mantendrá elevada por encima de lo que sería razonable. Se puede detectar midiendo la cantidad de glucosa en sangre estando en ayunas. Cuando es demasiado elevada, tenemos que sospechar que podemos estar sufriendo diabetes del tipo 2. Así se llama la enfermedad que nos impide gestionar bien la cantidad de glucosa en sangre. En el lenguaje popular, se hace referencia a «tener el azúcar alto».

Algunos síntomas de la diabetes tipo 2 son: aumento de la sed y de las ganas de orinar, fatiga, heridas que tardan en cicatrizar, visión borrosa y hambre. Tener elevada la glucosa en sangre de forma continua (hiperglucemia) puede causar graves complicaciones: ceguera, infarto cardíaco, derrame cerebral, insuficiencia renal o amputaciones parciales.

Las causas de la diabetes tipo 2 son múltiples. Los antecedentes familiares y los genes desempeñan un papel importante. Un bajo nivel de actividad, una dieta deficiente y el peso corporal excesivo aumentan el riesgo de que se presente esta enfermedad. ¿Y el azúcar tiene algo que ver? Todo apunta en ese sentido. Como hemos visto, aumenta el riesgo de sufrir resistencia a la insulina y aumento de peso. Y esto puede desencadenar la diabetes tipo 2.

Los estudios científicos[43,44,45] confirman que un consumo elevado de azúcar añadido está relacionado con una mayor probabilidad de sufrir diabetes de tipo 2. Según estos científicos, destaca el papel de los refrescos azucarados en el desarrollo de la enfermedad.

Caries

Imagina un problema de salud que afecta al 95 % de la población. Si estuviésemos hablando de cualquier otra enfermedad, las alarmas habrían saltado hace tiempo. Pero se trata de la caries. Parece que en ese momento nos relajamos. Se asume como un mal menor, aunque, si no se trata a tiempo, puede afectar a la pulpa del diente y causar una dolorosa infección, incluso la pérdida total de la pieza dental. La caries se forma por la acumulación de restos de comida en los dientes que forma la placa dental. Si consumimos mucho azúcar, las bacterias de la placa lo transformarán en unos ácidos que atacarán a los dientes, hasta crear unos pequeños agujeros en el esmalte dental. Con el paso del tiempo, la erosión irá en aumento y aparecerá la caries.

Los estudios[46] científicos concluyen que, cuanto más azúcar se consume, más caries se producen.

Cáncer

El exceso de azúcar causa sobrepeso y obesidad. Estas dolencias aumentan considerablemente el riesgo de varios tipos de cáncer. Según la Agencia Internacional de Investigación sobre el Cáncer (IARC, institución dependiente de la OMS), la obesidad está asociada a por lo menos trece tipos de cáncer:[47] meningioma, mieloma múltiple, adenocarcinoma de esófago y los cánceres de tiroides, mama, vesícula, estómago, hígado, páncreas, riñón, ovario, útero, colon y recto.

Un estudio[48] publicado en el año 2020 vinculaba el consumo de azúcar directamente con el cáncer, incluso en los casos en que no existía sobrepeso ni obesidad. Se apunta a otras causas intermedias como aumento del estrés oxidativo, inflamación o resistencia a la insulina, todas ellas asociadas al consumo del azúcar.

Enfermedades cardiovasculares

Una de cada cuatro personas en 2020 en España murió a causa de enfermedades del sistema circulatorio. Las principales fueron infartos e ictus. Una persona fallece cada cinco minutos por problemas relacionados con el corazón y el sistema arterial. Esto supone casi el doble de muertes que las causadas por la COVID-19. La buena noticia es que podemos prevenir gran parte de estas muertes. Según la OMS, el 80 % de los infartos de miocardio y de los accidentes cerebrovasculares prematuros son prevenibles con los hábitos de vida: alimentación saludable, ejercicio físico regular y evitar el tabaco.

Algunos de los factores de riesgo de las enfermedades cardiovasculares están asociados al consumo de azúcar: presión arterial alta, colesterol, diabetes y obesidad. Se ha demostrado que estos problemas pueden ser causados o agravados por el consumo de azúcar. Ya hemos visto que la diabetes tipo 2 y la obesidad están relacionadas con una dieta alta en azúcares. La hipertensión y el colesterol elevado también pueden estar asociados al consumo de azúcar.

Varios estudios[49,50] sugieren que el abuso de azúcares añadidos puede elevar la tensión arterial. El mecanismo de actuación podría estar relacionado con la resistencia a la insulina. Es una de las consecuencias de tener elevada la producción de insulina de forma crónica. De igual modo, el aumento del colesterol[51] y los triglicéridos puede estar causado por la resistencia a la insulina. Y ya sabemos que un consumo alto en azúcar puede desencadenar este problema.

Envejecimiento

«Y por si fuera poco, los dulces envejecen».[52] Así titulaba un periódico una noticia ilustrada con la fotografía de una chica joven comiendo terrones de azúcar. Quizás, en una sociedad tan preocupada por la imagen, que el azúcar nos haga parecer más viejos pueda motivar a más de uno a dar el salto a una vida sin azúcar.

El azúcar provoca arrugas. El envejecimiento prematuro de la piel está muy ligado al consumo de azúcares. ¿Cómo lo hace? Cuando la glucosa circula por la sangre, interactúa con las proteínas que se encuentra por el camino. Si el nivel de glucosa es elevado, se puede producir lo que se denomina glicación.[53] Es una reacción química que modifica los aminoácidos de las proteínas. Se generan unas moléculas llamadas «AGE» (Advanced Glycation End Products). Es curioso conocer que esta misma reacción es la que se produce cuando horneas un pollo o tuestas pan. Los azúcares reaccionan con las proteínas cambiando de color la superficie. Aparece el marrón. En cocina se suele conocer como «reacción de Maillard» a este proceso de glicación.

En nuestro organismo los AGE, generados por la glicación, provocan daño oxidativo, inflamación y muerte celular. Estas moléculas afectan a la piel alterando el colágeno y la elastina. Además, provocan daño oxidativo e inflamación. Esto hace que pierda elasticidad, que quede flácida y con tendencia a arrugas.

Además de reducir el consumo de azúcares, la vitamina C ayuda a contrarrestar el daño oxidativo de los radicales libres y favorece la fabricación de colágeno. Frutas y verduras son los alimentos con mayor contenido en vitamina C. Consumirlas te asegura una buena renovación del colágeno de la piel.

Alzhéimer

¿Y la glicación puede afectar a más órganos? Pues parece que sí. Puede envejecer el cerebro. Existe una relación entre el consumo de azúcar y el riesgo de padecer alzhéimer o algún otro tipo de demencia, según recientes estudios.

Una investigación[54] realizada en 2017 comparó el tejido cerebral de personas que habían padecido alzhéimer con tejido de cerebros normales. Descubrieron que aquellas personas que estaban en las primeras fases de la enfermedad tenían una enzima dañada por la glicación. Esta enzima llamada «MIF» (factor inhibidor de la migración de macrófagos) desempeña un papel en la respuesta a la acumulación de proteínas anormales en el cerebro. Los investigadores creen que la reducción de la actividad del MIF causada por la glicación podría desencadenar la enfermedad. Parece que, a medida que avanza el alzhéimer, aumenta la glicación de estas enzimas.

Otro estudio[55] publicado en 2018 hizo el seguimiento de 5189 personas a lo largo de diez años. Aquellos que mostraban un alto nivel de azúcar en sangre sufrían un deterioro cognitivo más rápido que el resto, fueran diabéticos o no.

Conclusiones

Una dieta alta en azúcar puede provocar graves problemas de salud. Por desgracia, la ciencia no es capaz de indicar a partir de qué nivel de consumo podemos enfermar. Parece que la mejor forma de reducir el riesgo es bajando el azúcar libre que consumimos en los productos ultraprocesados. Además suelen contener harinas refinadas, aceites de mala calidad, exceso de sal, etc. Aunque sería ideal no consumir nada de azúcar añadido, puedes mejorar tu salud bajando la cantidad que tomas a diario. Tu cuerpo y tu mente te lo agradecerán.

6.
Alternativas al azúcar

A los pocos meses de iniciar el proyecto sinAzucar.org, un amigo me propuso que fuésemos juntos a un curso de cocina saludable. Acepté sin dudar. Se trataba de elaborar un apetitoso menú junto a un chef experto en este tipo de cocina. Y después de pasar por fantásticos platos, llegó el momento de cocinar el postre. Tendrías que ver mi cara cuando anunció que se trataba de un *coulant* de chocolate y panela. Algo debió de notar mi amigo. Me di cuenta al recibir su codazo seguido de su mirada de «¡cállate!». Como no quería que nos mirasen mal, me tragué mis argumentos (y el postre). Decidí que la próxima foto que publicase sería la de la panela. Al día siguiente de hacerlo, cientos de quejas me llegaron desde las redes sociales: «Pero si la panela no está refinada», «Además tiene *nosecuantos* minerales», «Yo la compro en el herbolario. Y es bio», «Y entonces ¿qué alternativas propones?».

Es normal que muchas personas estén desorientadas. Existen multitud de opciones para endulzar y surgen dudas al elegir el más adecuado. ¿Son saludables los edulcorantes?

¿Es mejor usar azúcares no refinados? ¿La fructosa es buena? ¿Puedo utilizar miel? ¿Cuál es la mejor opción? Podemos establecer dos grandes categorías: azúcares y edulcorantes. En la primera podemos encontrar todas las alternativas naturales, casi siempre poco refinadas, que contienen azúcares en su composición. Por otro lado, los edulcorantes son sustancias dulces que no contienen azúcares y con menos calorías.

Azúcares no refinados

El azúcar común que consumimos es el resultado de refinar los jugos obtenidos de la caña de azúcar o la remolacha azucarera. Mediante un proceso industrial se eliminan todas las impurezas y se obtiene un producto que es en un 99 % moléculas de sacarosa. Algunas personas piensan que, si el azúcar no está refinado, es más saludable. Este tipo de azúcares no refinados, además de la sacarosa, contienen una pequeña cantidad de restos de caña, remolacha o planta de la que se extrae. Por esta razón tienen un color más oscuro. En función del origen y del procesado tienen diferente nombre: azúcar moreno, panela, azúcar de caña, azúcar de coco, etc.

Dentro de los restos que quedan atrapados entre las moléculas de sacarosa podemos encontrar algo de fibra y partes de la planta original. Gracias a esos residuos encontramos algunas vitaminas y minerales. Y este es el argumento que algunos esgrimen para defender que son saludables.

Veamos lo que dice de la panela un supermercado *online*:

La panela posee una increíble riqueza nutritiva. Nos aporta interesantes cantidades de vitaminas del grupo B, A, C, D y E, minerales como el zinc, el magnesio, el cobre y el manganeso. Previene las caries y fortalece los huesos gracias a su aporte de fósforo y calcio. Fortalece el sistema inmunológico, evitando enfermedades del sistema respiratorio y urinario. Regula el ritmo cardíaco y la excitabilidad nerviosa. Combate la anemia debido a su alto contenido en hierro.

¡Dan ganas de comerse la panela a cucharadas! Olvida el párrafo anterior. La panela no previene las caries… ¡Las provoca! Tampoco fortalece los huesos, ni el sistema respiratorio, ni todas esas maravillas que promete. La realidad es que la panela contiene sacarosa (93 %), glucosa (3 %) y fructosa (2 %), lo que hace un total de 98 % de azúcar.[56] ¿Y los minerales? Contiene una cantidad despreciable. Por ejemplo, necesitaríamos consumir 162 cucharaditas diarias de panela para obtener el calcio necesario y más de 212 para llegar a la cantidad recomendada de zinc. Con las vitaminas es aún peor. Por ejemplo, son necesarias 592 cucharaditas de panela para obtener la vitamina A que necesitamos en un día.

Aun así, hay personas que se consuelan al pensar que es mejor tomar panela que azúcar normal. Mejor verlo de esta forma: la diferencia entre consumir azúcar y consumir panela es la misma que entre consumir tabaco con filtro y sin filtro. Ambos te van a perjudicar. Si quieres salud, deja el tabaco.

El azúcar moreno, el de caña, el de coco y otros similares presentan el mismo problema que la panela. Son azúcares tan perjudiciales como el blanco.

Miel

La miel es otro de los endulzantes que tienen fama de ser saludables. Y parece tener una legión de defensores. Cada vez que muestro el contenido de azúcar que tiene la miel, recibo bastantes comentarios de personas indignadas. Como si se hubiese tocado algún punto sensible. «Pero es que a mí me la traen del pueblo» es uno de los comentarios que más recibo. Aclaremos que todas las mieles, las de pueblo y las de súper, son un 85 % azúcares, un 14 % agua y menos de un 1 % minerales, vitaminas, aminoácidos, etc. Estos porcentajes cambian según la variedad.

No hay duda de que el azúcar que contiene la miel no es añadido. Esto hace que más de uno piense que eso la convierte en saludable. Recordemos que la OMS considera que los azúcares que contiene la miel se consideran libres y deben ser limitados. Una cucharada sopera de miel (30 g) contiene 6 terrones de azúcar. La cantidad máxima que la OMS recomienda no superar al día. ¿Y qué pasa con el resto de nutrientes? Al igual que los azúcares no refinados, el contenido de vitaminas y minerales es tan pequeño que deberíamos tomar grandes cantidades para obtener beneficios significativos. No compensa.

En el año 2015 se publicó un estudio[57] científico estadounidense sobre los efectos del consumo de 50 g de miel frente a la misma cantidad de otros azúcares (sacarosa y jarabe de glucosa y fructosa). No hubo diferencias significativas entre ninguna de estas sustancias. Las tres afectaron al metabolismo de forma similar, al empeorar los triglicéridos, la respuesta inflamatoria y otros marcadores de salud.

Fructosa

Hace algún tiempo me tomaba café en casa de un familiar. Me pasó el azucarero. «Gracias, no tomo azúcar», le comenté. «Esto no es azúcar. Es fructosa, mucho más sana», contestó mientras insistía con un gesto. Me explicó que el azúcar común es veneno, pero que la fructosa, al venir de la fruta, es saludable.

Esta forma de pensar la he visto en varias personas. Incluso la industria utiliza la fructosa como reclamo de algunos productos para hacerlos parecer más sanos. Es habitual encontrarla en ultraprocesados dirigidos a personas que tienen diabetes. Esto es debido a que la fructosa se metaboliza en el hígado, sin necesitar la acción de la insulina. Por eso se dice que tiene un índice glucémico bajo.

Sin embargo, el consumo de fructosa tiene efectos negativos a largo plazo. Puede ser la responsable del aumento de peso y la obesidad,[58] al estimular el consumo de alimentos y su acumulación en forma de grasa. Esto es debido a la alteración de la grelina, una hormona que regula el hambre.

También se la relaciona con la resistencia a la insulina[59] y el mayor riesgo de sufrir síndrome metabólico al promover la acumulación de grasa visceral e intrahepática, el aumento de triglicéridos y la hipertensión.[60] Por este motivo, no se recomienda seguir una dieta con alto contenido de fructosa añadida. Ya sabemos que es saludable cuando proviene del consumo de fruta entera, pero debemos evitar productos ultraprocesados con fructosa como ingrediente. Y eso incluye al jarabe de maíz con alto contenido de fructosa (JMAF).

Sirope de agave

Dentro de los endulzantes alternativos se encuentra el sirope de agave, también conocido como miel de agave o néctar de agave. Es un néctar dulce que se extrae del agave, una planta del desierto originaria del Caribe. Se vende en tiendas, en herbolarios y en supermercados como endulzante de bajo índice glucémico.

Es un producto con una gran cantidad de azúcares. Las tres cuartas partes del producto es azúcar y el resto es agua, con restos de micronutrientes. Presenta los mismos problemas que hemos visto en los azúcares no refinados y la miel. Su minúscula cantidad de vitaminas y minerales no compensa la gran cantidad de azúcar. Además, al ser rico en fructosa (por eso tiene un bajo índice glucémico), aumenta el riesgo de sufrir los problemas de este monosacárido.

Edulcorantes artificiales

Hay multitud de edulcorantes artificiales, aunque el más conocido es la sacarina. Son sustancias dulces que no contienen azúcares ni calorías. Por esta razón puedes encontrarlo en muchos productos ultraprocesados que se anuncian «sin azúcar» o «bajo en calorías». En las etiquetas a veces pueden estar en los listados con su código:

• Acesulfamo K (E-950)
• Aspartamo (E-951)
• Ciclamato sódico (E-952)
• Sacarina (E-954)
• Sucralosa (E-955)

A veces se utiliza una combinación de edulcorantes. Por ejemplo, el refresco sin azúcar más vendido contiene los siguientes: ciclamato sódico, acesulfamo K y aspartamo.

Si buscas en Google cualquier edulcorante, fíjate en las sugerencias de búsqueda que te muestra. «¿La sacarina provoca cáncer?», «¿Es malo el aspartamo?», «Peligros de la sucralosa», «Efectos secundarios del acesulfamo K», etc. Muchas personas los consideran un veneno más peligroso que el azúcar. ¿Está justificado el miedo? Veamos qué dice la ciencia.

En los años setenta se hizo un estudio[61] en los EE. UU. con ratones. Se añadió a su alimento una gran cantidad de sacarina. Algunos ratones desarrollaron cáncer de vejiga, lo que disparó las alarmas. Años más tarde, científicos de todo el mundo intentaron replicar los resultados sin éxito. Los tumores habían sido provocados por cálculos renales debidos a la exagerada cantidad de sacarina. Los pobres ratones habrían tenido el mismo destino si los hubiesen alimentado con la misma cantidad de sal, por ejemplo. Y eso no significa que la sal sea cancerígena.

¿Asunto zanjado? Para evitar dosis excesivas de edulcorantes, los organismos competentes (la EFSA en Europa) han establecido una cantidad que puede considerarse segura para la salud humana. La ingesta diaria admisible (IDA) es una estimación de la cantidad de un aditivo alimentario, expresada en función del peso corporal, que puede ingerirse a diario durante toda la vida sin un riesgo apreciable para la salud. Por ejemplo, en el caso del aspartamo, es de 40 mg por kg de peso y día. Eso significa que una persona de 70 kg debería beber 16 latas de refrescos edulcorados a diario durante toda su vida para superar ese valor. Habrá algún inconsciente que se acerque a esa cantidad (Donald Trump bebe 12 latas de CocaCola Light al día. Tal es su adicción que tenía un botón rojo en su escritorio del Despacho Oval; al apretarlo, un mayordomo le traía una nueva lata).

En las cantidades autorizadas, podemos considerar que los edulcorantes son seguros, es decir, no van a provocar cáncer ni otras enfermedades graves. Aun así, su consumo puede provocar algunos problemas para la salud.

Hay estudios[62] que encuentran asociación entre el consumo de refrescos edulcorados y la obesidad. Las personas que más refrescos «light»/«zero» consumían presentaban mayor probabilidad de sufrir obesidad. Aunque hay que tener cuidado con estos estudios. Puede que tomasen refrescos edulcorados para intentar controlar su exceso de peso. Los más delgados podrían no estar preocupados por el consumo de bebidas azucaradas y por eso se produce esa correlación obesidad/edulcorantes. Otros estudios[63] también relacionan el consumo de bebidas edulcoradas con diabetes de tipo 2 e hipertensión. De nuevo, hay que ser cautos al interpretar estos datos, ya que podría darse una correlación inversa (podrían beber refresco «light» por tener la tensión alta).

Lo que sí que parece claro es que el consumo habitual de edulcorantes artificiales afecta a nuestra flora intestinal.[64] Nuestro intestino contiene de forma natural millones de bacterias beneficiosas para la salud. Muchos de los edulcorantes que consumimos llegan al intestino y alteran el equilibrio de la microbiota. Esto aumenta la probabilidad de desarrollar alteraciones metabólicas. También pueden aparecer molestias intestinales (gases, hinchazón, diarreas, estreñimiento, etc.). Otra consecuencia es la mala absorción de nutrientes, incluso pueden entrar más patógenos en tu cuerpo por las paredes de intestino. Me temo que el pobre Donald Trump debe de tener algunos problemas intestinales. Eso sí que se merece un botón rojo.

Polialcoholes

Recuerdo bien el día que experimenté los polialcoholes (sus efectos secundarios, mejor dicho). Participaba en la final de una competición de halterofilia. Tras levantar sobre mi cabeza la barra cargada de discos y en plena sentadilla, sentí que algo iba mal por ahí abajo. Os ahorraré los detalles escatológicos. La culpa del marrón hay que buscarla en la cena de la noche anterior. En el chocolate sin azúcar. Algo me llevó a pensar que podría darme energías para la competición. Y terminé con la tableta. Lo que yo no sabía entonces es que estaba cargada de polialcoholes y que me iban a provocar esos problemas intestinales.

Los polialcoholes, también llamados «polioles» o «azúcares alcohólicos», engloban a una familia de compuestos químicos orgánicos de sabor dulce. A diferencia de los edulcorantes artificiales, aportan calorías, aunque menos que el azúcar. Los más utilizados son: sorbitol (E-420), manitol (E-421), xilitol (E-967), isomalt (E-953), lactilol (E-966) y malitol (E-965).

Los polialcoholes no se absorben con facilidad en el intestino. Esto puede provocar sensación de hinchazón, diarrea y flatulencia. La cantidad que produce molestias depende de cada persona y del polialcohol. Por ejemplo, para el sorbitol es de unos 50 g, y para el manitol, de unos 20 g. Así que tened cuidado con su consumo excesivo, en especial si tenéis al día siguiente una competición de halterofilia (o una cita romántica).

Estevia

La estevia es una planta que se utiliza como endulzante. Al no contener azúcares, se considera un edulcorante. Es uno de los pocos naturales. Esto ha hecho que ganase popularidad en los últimos años. Se puede preparar una infusión con las hojas de estevia y usarla para endulzar. También se pueden encontrar en las tiendas edulcorantes a base de estevia. Suelen estar preparados con un extracto de la planta, el glucósido de esteviol (E-960), mezclado con otros edulcorantes. Los glucósidos de esteviol tienen un dulzor de entre 50 y 200 veces más potencia que el azúcar. Por eso muchos fabricantes suelen usar otro edulcorante base para darle volumen. En algunos casos, el edulcorante base representa un gran porcentaje del producto, llegando a representar el 98 % del volumen (el 2 % restante provendría de la estevia). Dentro de esta categoría de edulcorantes mixtos destaca un engendro de una marca de renombre que produce azúcar. Contiene un 0,5 % proveniente de la estevia y un 99,5 % de azúcar común.

La industria ha sabido aprovechar el tirón de la estevia y ha inundado el mercado de productos sin azúcar que contienen este endulzante. Y lo hacen por *marketing*. Saben que incluir en el frontal del envase la palabra «estevia» aumenta sus ventas. En realidad, son productos que contienen muy poca estevia y mucha cantidad de otros edulcorantes. Veamos un ejemplo: una tableta de chocolate. Se destaca con grandes letras en el frontal del envase: «Chocolate puro»,

«Estevia», «0 % de azúcares añadidos». ¿Y qué es lo que contiene? El 50 % del producto es maltitol, un polialcohol. Y solo tiene 0,003 % de glucósidos de esteviol extraídos de la estevia. ¡Dieciséis mil veces más maltitol que el edulcorante de estevia!

Umbral del dulzor

Cuando una persona consume de forma habitual edulcorantes, está alterando su umbral del dulzor. Con el tiempo, se acostumbrará al sabor y necesitará comer de forma frecuente productos azucarados o edulcorados para satisfacer su deseo de dulce. Esto afecta a todos los edulcorantes que hemos visto: artificiales, polialcoholes y estevia. La mayoría de las personas, cuando tienen un antojo de dulce, no comen fruta. Recurren a galletas, chocolates, bollería, helados y otros ultraprocesados que no son saludables. Estos productos, aunque usen edulcorantes en lugar de azúcar, contienen ingredientes perjudiciales para la salud: harinas refinadas, grasas de mala calidad, etc. Y, además, están diseñados para ser muy placenteros, por lo que cuesta comer solo un bocado. Resultado: si tomas edulcorantes, aumentan tu umbral del dulzor y puedes acabar comiendo más productos basura.

Efecto halo

El psicólogo Daniel Kahneman ganó el Nobel de Economía en el año 2002 por su investigación acerca del comportamiento de las personas y la toma de decisiones. En su libro *Pensar rápido, pensar despacio*[65] nos describe algunos atajos que tiene el cerebro para juzgar a las personas. Por ejemplo, si alguien es muy guapo, podemos pensar que es inteligente, seductor o agradable. O, al contrario, si alguien nos parece feo, pensaremos que es una persona aburrida y poco amigable. Estos prejuicios se conocen como «efecto halo».

Se ha observado que este comportamiento también ocurre al juzgar la calidad de los productos de alimentación. Un ejemplo: si un producto es «sin azúcar», podemos llegar a pensar que es más saludable, sin mirar ni siquiera los ingredientes. Por esta razón, muchas personas consideran que los productos con edulcorantes son saludables y los consumen de forma habitual, aunque sean ultraprocesados.

El efecto halo también está presente cuando se usan los edulcorantes para preparar repostería casera. Muchos piensan: «Como lleva estevia, este bizcocho es saludable», y terminan comiendo mucha más cantidad que si fuese un bizcocho con azúcar. Y no hay que olvidar que un bizcocho, aunque sea casero, es un producto de bollería que debemos evitar (harinas refinadas, pocos nutrientes, denso en calorías, etc.).

¿Qué edulcorante usar?

En este punto del libro puede que tengas mil dudas. Por un lado, has leído acerca de los perjuicios del azúcar. Por otro, los edulcorantes también tienen algunos problemas. Así que es normal que te preguntes: «¿Cómo endulzo los alimentos?». Siempre que me hacen esta pregunta, respondo con otra: «¿Qué quieres endulzar?».

En el caso de que quieras usarlo para cafés e infusiones, lo ideal es que te acostumbres al sabor natural, sin usar azúcar ni edulcorantes. Necesitarás un tiempo de transición para adaptarte, pero, cuando lo consigas, disfrutarás del sabor sin enmascarar. Puedes emplear cualquier edulcorante e ir reduciendo la cantidad poco a poco. También puedes usar esta estrategia para yogures. Además de reducir la cantidad de azúcar o edulcorante, puedes agregar fruta en trocitos. Ayudará a que resulte más dulce.

En el caso de que quieras usar edulcorantes para hacer un bizcocho, tarta o postre casero, tienes que pensar cuánta cantidad vas a consumir. Y sobre todo con qué frecuencia. No es lo mismo comer esa tarta casera en tu cumpleaños que un trocito de bizcocho para desayunar a diario. Si el consumo es excepcional, puedes endulzar como quieras tu receta. Usa lo que más te agrade. Incluso azúcar. No te va a suponer ningún problema para tu salud, así que disfruta sin remordimientos. Por el contrario, si vas a hacer un consumo frecuente, tengo que darte malas noticias. Ningún edulcorante va a hacer que tu bizcocho sea saludable. La repostería, aunque sea casera, debería ser un producto de consumo esporádico.

Puedes encontrar en redes sociales multitud de recetas que se autoproclaman saludables (las identificarás por el uso de *fit*, *healthy* y similares) y que usan pasta de dátiles, miel, panela, estevia o cualquier otro edulcorante. No pasa nada si de vez en cuando haces uno de estos postres, pero hazlo sabiendo que no son buenos para tu salud. Si quieres mejorar tu salud, lo mejor es que evites consumir productos que contengan azúcar o edulcorantes, y, si lo haces, que sea de forma excepcional.

7.
Vivir sin azúcar

Durante todo el libro hemos recorrido un camino lleno de curvas y baches y en la penumbra a la que nos han llevado todos los problemas asociados al azúcar. Ha llegado el momento de salir del túnel. Al fondo vemos la luz que nos indica la salida. Este capítulo será el GPS que te ayudará a alcanzar tu destino. Pronto podrás disfrutar de una vida saludable sin los perjuicios del azúcar.

Puede que ronden por tu mente algunas dudas. Si eres como la mayoría de las personas, te encanta el dulce. Disfrutas terminando una comida con un postre goloso. No te preocupes, es lo normal. Yo soy el primero que, cada vez que salgo a comer fuera, miro en la carta la sección de postres antes que el resto de los platos. ¿Hay que renunciar para siempre a estos caprichos? Según toda la información de que disponemos, los problemas asociados al de azúcar se producen cuando hay un consumo elevado y habitual. Si te tomas una porción de tarta de queso cuando sales a cenar y el resto del tiempo evitas los productos azucarados, no debería perjudicarte.

Si es lo que prefieres, puedes dejar el consumo de azúcar para momentos especiales y reducirlo en el día a día. No se trata de que te conviertas en un extremista, tan solo que elimines el azúcar del consumo cotidiano y sepas administrar tus excepciones para momentos que signifiquen algo para ti. Para algunas personas puede ser comer roscón el día de Reyes. Para otros, la tarta en los cumpleaños. Incluso puedes incorporar a diario productos con muy poca cantidad de azúcar. Por ejemplo, una onza de chocolate 85 % después de cenar. Esto es vivir sin azúcar.

Lo que no debemos hacernos es trampas al solitario. No nos engañemos. Debes ser capaz de identificar lo que es una excepción de lo que es la norma. Pedirte un arroz con leche, por muy rico que esté, en el menú del día no es algo excepcional.

¿Necesitamos el azúcar?

Hay personas que se agarran a un clavo ardiendo para evitar eliminar el azúcar de su vida. Tal vez hayas escuchado eso de que necesitamos el azúcar para vivir. «Nuestro cerebro necesita azúcar». Esta es la excusa que alguno suelta mientras se come una barrita de cereales azucarada.

Las células de nuestro organismo consumen glucosa, un azúcar simple. Nuestro cuerpo obtiene este monosacárido de los alimentos que ingerimos. Eso no significa que necesitemos consumir alimentos con azúcar. Nuestro metabolismo es capaz de transformar otros nutrientes en glucosa. Por ejemplo, el almidón que está en muchos alimentos es una larga cadena de glucosas. Nuestro cuerpo rompe esa cadena en sus eslabones y libera la glucosa, que es la que alimenta a nuestras células, incluidas las del cerebro. También es capaz de obtener glucosa de nutrientes diferentes a los hidratos de carbono. Este proceso se llama «neoglucogénesis». Y, por supuesto, de los azúcares intrínsecos de los alimentos, como los de la fruta y la verdura.

Puede que durante el proceso de reducción del consumo de azúcar notes cómo tu cuerpo se queja. Algunas personas perciben dolores de cabeza, están más irritables, sufren la necesidad urgente de consumir productos azucarados, etc. Es normal. Si estás muy enganchado al azúcar, notarás el síndrome de abstinencia. Es la manera que tiene tu organismo de reclamar su dosis habitual.

Beneficios de vivir sin azúcar

Esto es lo que nos cuentan a diario multitud de personas que ya han dado el paso:

«*Diez* kilos menos en un año al dejar de comer azúcar de forma controlada».

«No me lo quité del todo (algún capricho cae), pero hace dos años y medio moderé mucho su consumo, empecé a cuidar la alimentación y me saqué de encima cincuenta y dos kilos».

«En 2016 dejé el azúcar. En unos meses perdí catorce kilos y desaparecieron para siempre los calambres de espalda que llevaba años arrastrando».

«He dosificado el azúcar y los ultraprocesados. Resultado: veinte kilos menos».

«Después de decir "no" al azúcar y a alguna cosa más que no aportaba nada, ha sido bajar veintisiete kilos».

«Tomaba azúcar todos los días, a todas horas y en todos los formatos. En menos de un año he perdido veintiséis kilos con dieta equilibrada y ejercicio. Ahora disfruto más de un trozo de pastel de cumpleaños o de un polvorón en Navidad sin sentir culpa».

«En cuatro meses he perdido doce kilos y me encuentro mucho mejor e incluso con más energía».

«Cambié mi alimentación dejando atrás los ultraprocesados, bollería industrial, azúcar, etc. Bajé veinticinco kilos».

«Dejé el azúcar y perdí cincuenta kilos. Mandé la apnea y la prediabetes a tomar viento».

«He llegado a perder diecinueve kilos y me siento mejor que nunca».[66]

Para mantener su privacidad, he omitido los nombres y las edades, pero son testimonios de hombres y mujeres de todas las edades. Muchas personas han bajado una gran cantidad de peso, aunque también hay bajadas más modestas. Pero lo espectacular de estas historias no es la pérdida de peso, lo más importante es la mejora en la salud y el bienestar.

El azúcar está oculto en muchos ultraprocesados. Cuando evites el consumo de azúcar y no lo sustituyas por edulcorantes, reducirás el consumo de estos productos poco saludables. Para la mayoría de las personas esto significará una pérdida de peso y una mayor sensibilidad a la insulina. Como consecuencia, tras un tiempo, es probable que se mejoren algunos indicadores de salud: glucosa en ayunas, colesterol, triglicéridos, etc. Evitando el azúcar tendrás una mejor salud.

El plan de tres semanas

Hay dos maneras de eliminar el azúcar de nuestras vidas: de golpe o poco a poco. Hay personas a las que les puede funcionar bien dejarlo de forma brusca, pero para la mayoría de la gente hacerlo de forma paulatina ayudará a ir adaptando nuestro organismo y los hábitos a la nueva situación. El plan de tres semanas nos propone una retirada gradual de los productos azucarados. De esta forma, en menos de un mes estaremos disfrutando de una nueva vida sin azúcar. No hay nada de mágico en esta lista. Tan solo es una de las muchas formas de ir reduciendo de forma gradual el consumo. Para muchas personas serán suficiente estos veintiún días, pero, si consideras que necesitas más tiempo, puedes alargar cada una de las fases.

Te recomiendo que durante este tiempo apuntes las veces que comes algo con azúcar o edulcorantes. Tener un registro de estas excepciones nos ayuda a no excedernos. Es una idea muy simple pero efectiva. Es suficiente con una nota en el teléfono móvil o una pequeña libreta que siempre lleves contigo. Casi cualquier individuo puede seguir el plan. No lo recomiendo a personas con antecedentes de trastornos de la conducta alimentaria (TCA). Si tienes que seguir alguna dieta en particular o padeces alguna enfermedad, lo mejor es que consultes a tu médico o a un dietista-nutricionista antes de empezar.

Semana 1

En esta semana empezaremos a reducir el consumo de azúcar de los alimentos ultraprocesados. Para evitar tentaciones, intenta empezar en una semana sin festivos, viajes, celebraciones ni otro tipo de situaciones que se salgan de lo normal. Estas son las tareas semanales:

1. Redacta una tarjeta de beneficios. En una pequeña tarjeta de cartón o en un *post-it*, haz una lista de las tres o cuatro cosas que te motivan a dar el paso. Deben ser mensajes que te ayuden en momentos de debilidad. Puedes poner esta tarjeta en un sitio visible, como el espejo del cuarto de baño. Si prefieres que sea privada, puedes guardarla en la cartera. Durante las tres semanas que dura el plan debes leer todas las mañanas la tarjeta. Y en los momentos de debilidad, que alguno habrá, revisa los beneficios e intenta visualizarlos.

2. Busca un compañero sin azúcar. Elige a una persona de confianza y cuéntale que estás reduciendo el consumo de azúcar. No es obligatorio que tu compañero siga tus

pasos, pero al menos te debe apoyar con tu decisión y animarte a seguir. Durante todo el plan, mantenlo informado de tus progresos. Y si se anima seguir tu camino, el beneficio es doble y os apoyaréis ambos.

3. Lee etiquetas. En el capítulo «Manipulación en el supermercado» vimos cómo descifrar las etiquetas. Ahora toca ponerlo en práctica. Revisa los productos que tengas en casa y localiza los que contengan azúcar añadido. Mientras dure el plan, es un buen hábito echar un vistazo a la etiqueta antes de probar un nuevo producto.

4. Elimina productos azucarados. Tras revisar la etiqueta, separa los envases de los productos que contengan azúcar. Es el momento de deshacerte de ellos. Como tirar comida (aunque sean ultraprocesados poco saludables) es una pena, puedes entregarlos a una persona de tu entorno que los consuma. Si vives en familia y no todos dan el paso contigo, tendrás que convivir con los alimentos azucarados que ellos consumen. En ese caso, lo mejor es juntarlos en un armario independiente y evitar abrirlo. El objetivo es evitar que te encuentres el chocolate cuando vas a coger un puñado de nueces.

5. Haz la compra sin azúcar. Usa la guía de compras del capítulo «Manipulación en el supermercado» para sustituir los productos que has eliminado. Recuerda que la fruta siempre es una buena opción para picar entre horas. Incluso puedes comprar fruta desecada, pasas, dátiles… por si te entra el antojo de algo dulce. No compres productos con edulcorantes.

6. Reducir azúcar en café/infusiones. Empieza a reducir el azúcar que echas al café o a la infusión. Puedes sustituirlo por edulcorante, pero también deberás reducir su cantidad. Puedes empezar por usar la mitad de lo que solías usar. Mientras se adapta su sentido del gusto a los sabores menos dulces, te costará un poco apreciar el nuevo sabor. En poco tiempo te acostumbrarás.

7. Azúcar en productos caseros. A partir ahora, no comerás productos ultraprocesados con azúcar añadido. Durante esta semana, solo podrás consumir productos con azúcar añadido si los cocinas tú. No vale comprar bizcocho casero. Tampoco que te lo prepare un familiar. Si quieres una magdalena, hazla tú mismo.

8. No comer azúcar fuera de las comidas principales. Desayuno, comida y cena. Evita comer cualquier producto con azúcar libre a media mañana o para merendar (recuerda que puedes consumir fruta). Solo puedes consumir azúcar en las comidas principales. Y solo si lo has cocinado tú. No puedes tomarte unas natillas envasadas.

Semana 2

1. Elimina el consumo de edulcorantes. Tu sentido del gusto se tiene que adaptar a sabores menos dulces. No debes consumir ningún producto que lleve edulcorantes añadidos. La única excepción es el edulcorante que añades al café, las infusiones o el yogur. En este caso, reduce un poco más la cantidad.

2. Evita los refrescos. Esto incluye los refrescos normales y los tipo «zero» o «light», ya que tienen edulcorantes. Soy consciente de que es complicado cumplirlo cuando estás en una terraza o en un bar con amigos. En ese caso, puedes probar a pedir infusiones con hielo. Por ejemplo, un té verde con hielo y una rodajita de limón.

3. No tomes zumos. Ya sabes que contienen gran cantidad de azúcares libres, aunque sean caseros.

4. Ten a mano alternativas. Es posible que te entre antojo de comer algo dulce en cualquier momento. Intenta llevar contigo algunas pasas, arándanos desecados o dátiles. Pueden ayudarte a evitar la tentación.

5. Duerme más. Cuando duermes poco, tu cuerpo mantiene niveles elevados de cortisol, una hormona asociada al estrés. Una de las consecuencias de tener el cortisol elevado es el aumento del deseo de productos dulces. Intenta dormir siete-ocho horas al día para reducir la cantidad de cortisol y así tener menos caprichos de comer productos azucarados.

6. Nada de azúcar en productos caseros. En la semana anterior se permitían los dulces caseros. A partir de ahora debemos evitarlos.

7. Azúcar en dos comidas a la semana. Hay que aprender a manejar las excepciones. Durante esta semana podrás consumir una pequeña cantidad de azúcar en dos ocasiones. Lo ideal es que estén programadas, intentado que no se convierta en un festival del azúcar. Por ejemplo, podrías compartir un postre si sales a cenar a un restaurante.

Semana 3

1. Café e infusiones sin azúcar. Ha llegado ya el momento de consumir el café y las infusiones sin endulzar. Ni azúcar, ni edulcorantes. Lo normal es que todavía te cueste aceptar al completo su sabor. Pero pronto te acostumbrarás. Si añades leche o bebida vegetal (¡ojo a los ingredientes!), seguro que suavizas el amargor. Tampoco endulces los yogures. Al principio te parecerán ácidos, pero con el tiempo te resultará un sabor agradable. Y recuerda que siempre puedes añadir trocitos de fruta.

2. Aprende a decir que no. Serán muchas las personas que te ofrezcan productos que no te interesa comer. En mi trabajo, rara es la semana que aparece alguien con una bandeja de palmeritas, bombones, etc. No pasaría nada si aceptaras comer uno de forma excepcional, pero es normal que no quieras hacer este tipo de extras. En ese caso, no lo dudes. Una respuesta amable del tipo «no, muchas gracias, no me apetece» es suficiente. Si no quieres, no tienes que explicar mucho más. No todo el mundo entiende la decisión que has tomado y te intentarán convencer de lo contrario.

3. Desarrolla tu autocontrol. Por desgracia te encontrarás tentaciones por todos los lados: al ir a pagar a la gasolinera, en la máquina de *vending* de tu trabajo, etc. Los mejor es anticiparse a ellas y saber que te vas a enfrentar a estas situaciones. Toma la decisión de no comprar ningún dulce antes de entrar a la caja o mientras te acercas a la máquina a sacar una botella de agua. En el momento

clave, tu autocontrol será más fuerte y podrás evitar caer en la tentación. Podemos considerar que el cerebro es como un músculo. Cuanto más lo ejercitas, más fuerte se hace. Cada vez te costará menos decir que no al azúcar.

4. Consumo de azúcar excepcional. Recuerda que la vida sin azúcar no significa eliminar por completo y para siempre el consumo de dulces. Supone tener el control de nuestra alimentación y saber que el consumo diario de productos azucarados no es bueno para la salud. Pero también somos conscientes de que podemos disfrutar en ocasiones especiales de este tipo de caprichos.

Disfruta de tu nueva vida

La vida sin azúcar no solo se reduce a un ingrediente. Durante todo el libro te he contado cómo la industria utiliza el azúcar para conseguir ultraprocesados más baratos y adictivos, y cómo toda esa basura te puede provocar problemas graves de salud. También ahora sabes que buscar la versión «sin azúcar» de esos productos no te ayudará a comer mejor. Evitar el azúcar te ayudará a reducir todos esos ultraprocesados que nos están robando años de vida sin darnos cuenta. Vivir sin azúcar es elegir mejores alimentos, lo que sin duda te ayudará a mejorar tu salud. Sé que puedes hacerlo. Tan solo tienes que dar un paso valiente. ¡Adelante!

Referencias bibliográficas |

1. OMS. *Ingesta de azúcares para adultos y niños.* https://apps. who.int/nutrition/publications/guidelines/sugars_intake/es/ index.html.
2. El Comidista EL PAÍS. *Las fotos que muestran el azúcar oculto en tu comida.* https://elcomidista.elpais.com/elcomidista/2016/12/22/articulo/1482431094_265029.html.
3. EFSA. *Nivel máximo de ingesta tolerable de azúcares alimentarios.* https://www.efsa.europa.eu/sites/default/files/2021-07/ sugars-factsheet-ES.pdf.
4. Ministerio de Consumo. *El azúcar mata.* https://twitter.com/ consumogob/status/1317013658443124736?s=20&t=KyCk iuA4aWuuYROoAJbTYA.
5. Womens Health. *Una mujer de 70 años lleva 30 sin comer azúcar y está así.* https://www.womenshealthmag.com/es/fitness/ a38968728/mujer-viral-dieta-sin-azucar/.
6. FEN. *Estudio ANIBES.* https://www.fen.org.es/anibes/.
7. Ruiz, Emma et al. *Dietary Intake of Individual (Free and Intrinsic) Sugars and Food Sources in the Spanish Population: Findings from the ANIBES Study. Nutrients* vol. 9,3 275. 14 Mar. 2017, doi:10.3390/nu9030275.
8. FEN. *Ingesta dietética de azúcares (añadidos e intrínsecos) y*

fuentes alimentarias en la población española: resultados del estudio científico ANIBES. http://www.fen.org.es/anibes/archivos/documentos/ANIBES_numero_15.pdf.

9. Swan, Gillian E, Natasha A Powell, Bethany L Knowles, Mark T Bush, and Louis B Levy. *A Definition of Free Sugars for the UK.* Public Health Nutrition 21.9 (2018): 1636-638. Print.

10. Taubes, Gary. *Contra el azúcar.* Kairós, 2016 p. 234.

11. Nestle, Marion. *Food Industry Funding of Nutrition Research: The Relevance of History for Current Debates.* JAMA internal medicine vol. 176,11 (2016): 1685-1686. doi:10.1001/jamainternmed.2016.5400.

12. Retail Actual. *Gustoko 2020: expertos abogan por buscar el equilibrio entre lo gastronómico y saludable.* https://www.retailactual.com/noticias/20200311/gastronomia-nutricion-encuentro-gustoko-bilbao.

13. El HuffPost *Zumosol exige a SinAzucar.org la retirada de la foto de uno de sus zumos.* https://www.huffingtonpost.es/2017/02/02/zumosol-sin-azucar_n_14574598.html.

14. Moss, Michael. *Adictos a la comida basura.* Deusto, 2016.

15. Basulto, Julio. *Come mierda.* Vergara, 2022.

16. Cadena SER. *Estudio científico UGR: Tardas solo 2'5 segundos en decidir una compra y casi todo el proceso es inconsciente.* https://cadenaser.com/emisora/2018/10/09/radio_granada/1539083758_346342.html.

17. Malik, Vasanti S *et al.* "Intake of sugar-sweetened beverages and weight gain: a systematic review." The American journal of clinical nutrition vol. 84,2 (2006): 274-88. doi:10.1093/ajcn/84.1.274.

18. Malik, Vasanti S *et al. Sugar-sweetened beverages and risk of*

metabolic syndrome and type 2 diabetes: a meta-analysis. Diabetes care vol. 33,11 (2010): 2477-83. doi:10.2337/dc10-1079.

19. EFSA. *Energy drinks report*. https://www.efsa.europa.eu/en/press/news/130306.

20. El Confidencial. *El joven que acabó 58 días hospitalizado por tomar mucha bebida energética*. https://www.elconfidencial.com/alma-corazon-vida/2021-04-23/el-joven-que-acabo-58-dias-hospitalizado-por-tomar-mucha-bebida-energetica_3042231/.

21. El Español. *Hasta el sushi tiene azúcar y este hombre te lo demuestra*. https://www.elespanol.com/ciencia/salud/20171120/263474634_0.html.

22. Bayol, Stéphanie A et al. *A maternal 'junk food' diet in pregnancy and lactation promotes an exacerbated taste for 'junk food' and a greater propensity for obesity in rat offspring*. The British journal of nutrition vol. 98,4 (2007): 843-51. doi:10.1017/S0007114507812037.

23. Harvard Medical School. *Weight Gain In Pregnancy Linked To Overweight In Kids*. ScienceDaily. ScienceDaily, 4 April 2007. http://www.sciencedaily.com/releases/2007/04/070402101712.htm.

24. Forestell, Catherine A. *Flavor Perception and Preference Development in Human Infants*. Annals of nutrition & metabolism vol. 70 Suppl 3 (2017): 17-25. doi:10.1159/000478759.

25. Jardí Piñana, C *et al. Composición nutricional de las leches infantiles. Nivel de cumplimiento en su fabricación y adecuación a las necesidades nutricionales*. Anales de pediatría (Barcelona, Spain : 2003) vol. 83,6 (2015): 417-29. doi:10.1016/j.anpedi.2015.03.003.

26. OMS. *Commercial foods for infants and young children in the WHO European Region.* https://www.euro.who.int/en/health-topics/disease-prevention/nutrition/publications/2019/commercial-foods-for-infants-and-young-children-in-the-who-european-region.-policy-brief-on-two-new-reports-by-the-who-regional-office-for-europe-2019.

27. Agència de Salut Pública de Catalunya. *Recomanacions per a l'alimentació en la primera infància.* https://canalsalut.gencat.cat/web/.content/_Vida_saludable/Etapes_de_la_vida/infants_adolescents/documents/pmf_alimentacio_2017.pdf.

28. Liem, Djin Gie, and Cees de Graaf. *Sweet and sour preferences in young children and adults: role of repeated exposure.* Physiology & behavior vol. 83,3 (2004): 421-9. doi:10.1016/j.physbeh.2004.08.028.

29. AESAN. *Estudio ALADINO 2019.* https://www.aesan.gob.es/AECOSAN/web/nutricion/detalle/aladino_2019.htm.

30. Mardones, Lorena, Villagrán, Marcelo, Petermann-Rocha, Fanny, Leiva, Ana María, Celis-Morales, Carlos, & Martínez-Sanguinetti, María Adela. (2020). *Consumo de azúcares totales y su asociación con obesidad en población chilena - Resultados del estudio GENADIO.* Revista médica de Chile, 148(7), 906-914. https://dx.doi.org/10.4067/S0034-98872020000700906-

31. Escuela de Salud Pública de Harvard. *El plato para Comer Saludable.* https://www.hsph.harvard.edu/nutritionsource/healthy-eating-plate/translations/spanish/.

32. Healthy Eating Research. *Leading Health Organizations Support First-Ever Consensus Recommendations to Encourage Young Children's Consumption of Healthy Drinks.* https://

healthyeatingresearch.org/2019/09/leading-health-organiza-
tions-support-first-ever-consensus-recommendations-to-en-
courage-young-childrens-consumption-of-healthy-drinks/.

33. Presidencia de Gobierno de España. *Consumo regulará la publicidad de alimentos y bebidas dirigida a menores.* https:// www.lamoncloa.gob.es/serviciosdeprensa/notasprensa/con-sumo/Paginas/2021/281021-publicidadmenores.aspx.

34. OMS. *Enfermedades no transmisibles.* https://www.who.int/ es/news-room/fact-sheets/detail/noncommunicable-diseases.

35. Lenoir, Magalie et al. *Intense sweetness surpasses cocaine reward.* PloS one vol. 2,8 e698. 1 Aug. 2007, doi:10.1371/journal. pone.0000698.

36. Gearhardt, Ashley N et al. *Neural correlates of food addiction.* Archives of general psychiatry vol. 68,8 (2011): 808-16. doi:10.1001/archgenpsychiatry.2011.32.

37. Avena, Nicole M et al. *Evidence for sugar addiction: behavioral and neurochemical effects of intermittent, excessive sugar intake.* Neuroscience and biobehavioral reviews vol. 32,1 (2008): 20-39. doi:10.1016/j.neubiorev.2007.04.019.

38. Kondaki, Katerina, et al. *Daily Sugar-Sweetened Beverage Consumption and Insulin Resistance in European Adolescents: the HELENA (Healthy Lifestyle in Europe by Nutrition in Adolescence) Study.* Public Health Nutrition, vol. 16, no. 3, 2013, pp. 479–486., doi:10.1017/S1368980012002613.

39. Jiantao Ma, et al. *Sugar-Sweetened Beverage but Not Diet Soda Consumption Is Positively Associated with Progression of Insulin Resistance and Prediabetes,* The Journal of Nutrition, Volume 146, Issue 12, December 2016, Pages 2544–2550, https:// doi.org/10.3945/jn.116.234047.

40. Malik, Vasanti S et al. *Sugar-sweetened beverages and risk of metabolic syndrome and type 2 diabetes: a meta-analysis.* Diabetes care vol. 33,11 (2010): 2477-83. doi:10.2337/dc10-1079.

41. Clara R Freeman, Amna Zehra, Veronica Ramirez, Corinde E Wiers, Nora D Volkow, Gene-Jack Wang. *Impact of sugar on the body, brain, and behavior.* Frontiers in Bioscience-Landmark. 2018. 23(12); 2255-2266.

42. Te Morenga, Lisa et al. *Dietary sugars and body weight: systematic review and meta-analyses of randomised controlled trials and cohort studies.* BMJ (Clinical research ed.) vol. 346 e7492. 15 Jan. 2012, doi:10.1136/bmj.e7492.

43. Qin, Pei et al. *Sugar and artificially sweetened beverages and risk of obesity, type 2 diabetes mellitus, hypertension, and all-cause mortality: a dose-response meta-analysis of prospective cohort studies.* European journal of epidemiology vol. 35,7 (2020): 655-671. doi:10.1007/s10654-020-00655-y.

44. Greenwood, D C et al. *Association between sugar-sweetened and artificially sweetened soft drinks and type 2 diabetes: systematic review and dose-response meta-analysis of prospective studies.* The British journal of nutrition vol. 112,5 (2014): 725-34. doi:10.1017/S0007114514001329.

45. Lang, Alexander et al. *Association between per capita sugar consumption and diabetes prevalence mediated by the body mass index: results of a global mediation analysis.* European journal of nutrition vol. 60,4 (2021): 2121-2129. doi:10.1007/s00394-020-02401-2.

46. Moynihan, P J, and S A M Kelly. *Effect on caries of restricting sugars intake: systematic review to inform WHO*

guidelines. Journal of dental research vol. 93,1 (2014): 8-18. doi:10.1177/0022034513508954.

47. CDC. *Los casos de cáncer asociados con el sobrepeso y la obesidad conforman el 40 % de los cánceres diagnosticados en los Estados Unidos.* https://www.cdc.gov/spanish/mediosdecomunicacion/comunicados/p_vs_obesidad-cancer_100317.html.

48. Debras, Charlotte et al. *Total and added sugar intakes, sugar types, and cancer risk: results from the prospective NutriNet-Santé cohort.* The American journal of clinical nutrition vol. 112,5 (2020): 1267-1279. doi:10.1093/ajcn/nqaa246.

49. Nguyen, Stephanie et al. *Sugar-sweetened beverages, serum uric acid, and blood pressure in adolescents.* The Journal of pediatrics vol. 154,6 (2009): 807-13. doi:10.1016/j.jpeds.2009.01.015.

50. Mansoori, Safiyah et al. *Added Sugar Intake is Associated with Blood Pressure in Older Females.* Nutrients vol. 11,9 2060. 3 Sep. 2019, doi:10.3390/nu11092060.

51. Fried, Susan K, and Salome P Rao. *Sugars, hypertriglyceridemia, and cardiovascular disease.* The American journal of clinical nutrition vol. 78,4 (2003): 873S-880S. doi:10.1093/ajcn/78.4.873S.

52. El País. *Y por si fuera poco, los dulces envejecen.* https://elpais.com/elpais/2016/08/23/buenavida/1471959078_273213.html.

53. Addor, Flavia Alvim Sant'Anna. *Beyond photoaging: additional factors involved in the process of skin aging.* Clinical, cosmetic and investigational dermatology vol. 11 437-443. 20 Sep. 2018, doi:10.2147/CCID.S177448.

54. Kassaar, Omar et al. *Macrophage Migration Inhibitory Factor*

is subjected to glucose modification and oxidation in Alzheimer's Disease. Scientific reports vol. 7 42874. 23 Feb. 2017, doi:10.1038/srep42874.

55. Zheng, Fanfan et al. *HbA1c, diabetes and cognitive decline: the English Longitudinal Study of Ageing.* Diabetologia vol. 61,4 (2018): 839-848. doi:10.1007/s00125-017-4541-7.

56. Alarcón, Angela L et al. *Chemical characteristics and colorimetric properties of non-centrifugal cane sugar ("panela") obtained via different processing technologies.* Food chemistry vol. 340 (2021): 128183. doi:10.1016/j.foodchem.2020.128183.

57. Raatz, Susan K et al. *Consumption of Honey, Sucrose, and High-Fructose Corn Syrup Produces Similar Metabolic Effects in Glucose-Tolerant and -Intolerant Individuals.* The Journal of nutrition vol. 145,10 (2015): 2265-72. doi:10.3945/jn.115.218016.

58. Schaefer, E. J.; Gleason, J. A. & Dansinger, M. L. *Dietary fructose and glucose differentially affect lipid and glucose homeostasis.* J. Nutr., 139(6):1257S1262S, 2009.

59. Magliano, D. C.; Penna-de-Carvalho, A.; Vazquez-Carrera, M.; Mandarim-deLacerda, C. A. & Aguila, M. B. *Short-term administration of GW501516 improves inflammatory state in white adipose tissue and liver damage in high-fructose-fed mice through modulation of the renin-angiotensin system.* Endocrine, 50(2):355-67, 2015.

60. Rosset, R.; Surowska, A. & Tappy, L. *Pathogenesis of cardiovascular and metabolic diseases: are fructose-containing sugars more involved than other dietary calories?* Curr. Hypertens. Rep., 18(6):44, 2016.

61. Reuber, M D. *Carcinogenicity of saccharin.* Environmental

health perspectives vol. 25 (1978): 173-200. doi:10.1289/ ehp.7825173.

62. Ruanpeng, D et al. *Sugar and artificially sweetened beverages linked to obesity: a systematic review and meta-analysis.* QJM : monthly journal of the Association of Physicians vol. 110,8 (2017): 513-520. doi:10.1093/qjmed/hcx068.

63. Qin, Pei et al. *Sugar and artificially sweetened beverages and risk of obesity, type 2 diabetes mellitus, hypertension, and all-cause mortality: a dose-response meta-analysis of prospective cohort studies.* European journal of epidemiology vol. 35,7 (2020): 655-671. doi:10.1007/s10654-020-00655-y.

64. Suez, Jotham et al. *Artificial sweeteners induce glucose intolerance by altering the gut microbiota.* Nature vol. 514,7521 (2014): 181-6. doi:10.1038/nature13793.

65. Kahneman, Daniel. *Pensar rápido, pensar despacio.* Debate, 2012.

66. García Cabrera, Juanjo. *No más dietas, aprende a manejar tu insulina.* https://www.amazon.es/dp/8409076713/.

Su opinión es importante.
En futuras ediciones, estaremos encantados
de recoger sus comentarios sobre este libro.

Por favor, háganoslos llegar a través de nuestra web:

www.plataformaeditorial.com

Para adquirir nuestros títulos,
consulte con su librero habitual.

«Ni en el corazón de los individuos
ni en las costumbres de las sociedades
habrá una paz duradera mientras la muerte
no quede fuera de la ley».*
ALBERT CAMUS

«*I cannot live without books*».
«No puedo vivir sin libros».
THOMAS JEFFERSON

Desde 2013, Plataforma Editorial planta un árbol
por cada título publicado.

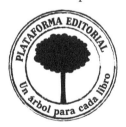

* Frase extraída de *Breviario de la dignidad humana* (Plataforma Editorial, 2013).

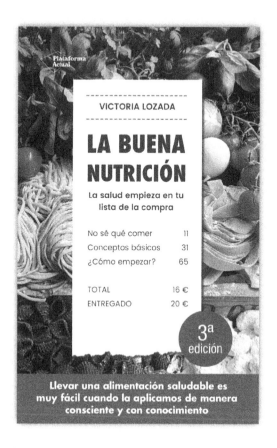

VICTORIA LOZADA

LA BUENA NUTRICIÓN

La salud empieza en tu lista de la compra

TOTAL	16 €
ENTREGADO	20 €

3ª
edición

Llevar una alimentación saludable es muy fácil cuando la aplicamos de manera consciente y con conocimiento

Este libro nos ayudará a hacer frente a la publicidad engañosa, a repensar la lista de la compra y a mantener una alimentación positiva y coherente.

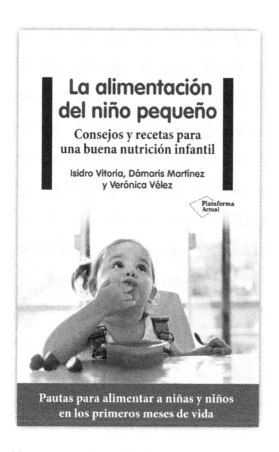

La alimentación del niño pequeño

Consejos y recetas para una buena nutrición infantil

Isidro Vitoria, Dámaris Martínez
y Verónica Vélez

Plataforma
Actual

**Pautas para alimentar a niñas y niños
en los primeros meses de vida**

Este libro responde a todas las preguntas que surgen
a la hora de dar de comer a los más pequeños
y propone soluciones prácticas para una nutrición
que facilite el correcto desarrollo de los niños.